松本光正

やっぱり高血圧はほっとくのが一番

講談社+α《プラスアルファ》新書

はじめに

なぜ、みなさんは血圧が高くなると病医院にかかるのでしょう。

なぜ、みなさんはそんなに血圧を心配するのでしょう。

患者さんだけではありません。なぜ医師は患者さんの血圧を下げるためにこんなにも薬を飲ませたがるのでしょう。

それは患者さんも医師も血圧というものを「正しく」理解していないからです。

私は内科医として50年間、血圧を心配している多くの患者さんを診てきました。現在も毎日診ています。

そして診るたびに「血圧の薬を飲んではいけません」「血圧なんて心配することはありません」と言い続けてきました。

そのおかげで嬉しいことに血圧の薬を止めた人や、血圧を測らなくなった人が沢山おられます。

しかし一方で、その沢山の患者さんの何倍もの患者さんは、私がいくら説明してもまだまだ薬を欲しがります。自分で血圧を測るのを止めようとはしません。「血圧心配症」から抜け出せないのです。

患者さんが薬を飲みたがり、血圧の測定を止めないのはなぜなのだろうと、私はいつも自問自答してきました。その結果、自分の説明が未だ患者さんが納得するに至っていないのだという答えになりました。説明の仕方が足りず、不十分だったのです。だから患者さんの胸にストンと落ちず、響かなかったのです。

その背景には、医師である私が患者さんの本当の気持ちがわかっていないということがあります。患者さんが何を心配して、何に怯えているのか、その本当のところがわかっていなかったのです。だから患者さんを説得しきれませんでした。

血圧の薬を欲しがる人は「高血圧の状態では薬を飲まなくてはならない」「飲んだら大丈夫だ」と血圧の薬のことをまるで宗教のように固く信じています。

医師も同じです。「血圧は低いほうがいい」「高いならば薬を飲んだほうがいい」

と信じ込んでおり、疑おうとしません。高血圧は患者さんの健康に悪いと心の底から思っています。とても高血圧と呼べないほどの収縮期血圧、すなわち上の血圧が140〜150㎜Hgでも薬を飲みなさいと言います。患者さんを脅かします。

このような医師を含めたみなさんに「血圧は無理に下げなくてもいいのだ」「薬はいらない」「血圧が高いことは心配するような病ではない」と心から納得していただきたいと私は考え続けてきました。

そして、そのいろいろ考えた結果をこの本にぎゅっと詰め込みました。世間のどの本にも書いてないような話です。いろいろな話が詰まっていますが、難しく詰まってはいません、とてもわかりやすく詰め込まれています。今までにも沢山血圧の本を書きましたが、この本が一番わかりやすいと思っています。

書店には、血圧を下げる方法の本ばかりが並んでいます。それらの本の多くは、どうしたら血圧を下げられるかについて語られたものが中心です。要するに血圧は下げたほうがいい、低いほうがいいという立場で書かれた本がほとんどです。だから血圧の下げ方が話題の中心になっています。

しかし、本当にそうでしょうか。血圧は下げたほうがいいのでしょうか、血圧は低いほうがいいのでしょうか。

私はそれに大いに疑問を抱いています。

そこで、本書は多くの本とは異なり「あなたの血圧はそのままでいいのですよ」という立場で書いています。

さらにもう一つ、本書は血圧の本ですが難しい血圧の科学的説明はしていません。グラフや表も使っていません。なぜかというと、私に血圧のことを尋ねる患者さんは、ただ血圧そのものに関心があるからです。そこであえてグラフや表は用いず、科学的な説明は省いて、患者さんが本当に聞きたい、知りたいと思う核心部分だけを書きました。この本を通して一人でも多くの人が血圧の心配から解放されることを願っています。

２０１９年４月

松本光正

やっぱり高血圧はほっとくのが一番　目次

第2章　やっぱり高血圧はほっとくのが一番

第3章　クスリはリスク

第４章　薬を飲まずに健康を保つ方法

第５章　君子医者に近寄らず

本書は高血圧と診断された後にもなるべく服薬に頼らないようにするため、まずは食事療法や運動療法による生活習慣の是正を試みている方むけに書かれたものです。何らかの事情で厳格な血圧のコントロールを必要とされている人には適さない内容も含まれています。もし身体にいつもと違う変化があったら、必ずかかりつけ医に相談してください。

第1章　受診の95%は不要

医者に来る必要ありますか？

血圧のお話に入る前に、読者のみなさんにどうしても知っておいていただきたいことがあります。それは、本題の血圧をはじめ、風邪、発熱、下痢、便秘などによる病院や診療所への受診のうち95％は不要だということです。

日本中の内科、外科、整形外科、皮膚科、眼科、耳鼻科などのあらゆる診療科の外来診療の待合室はいつも患者さんであふれています。外来診療とは病院やクリニックへ通ってきて、入院せずにその日のうちに帰る患者さんを診る場のことを言いますが、私はその95％は受診する必要のない患者さんだと思っています。

なぜ受診が不要なのに、多くの患者さんはお金と時間をかけて通院するのでしょうか。それには4つの原因があると考えます。

①正しい医学知識がないこと、②「不調＝悪いこと＝薬で取り除くべき」と思い込んでいること、③老化現象を治療すべき病だと思い込んでいること、④不調を放置することが不安でたまらないこと、です。

これらについて、はじめにここでお話しします。血圧のことを理解するためにとても役立つものだと思いますので、ぜひこのまま読み進めていただきたいのですが、「一刻も早く血圧のことが知りたいのだ」という方は、第2章から読みはじめて、最後に第1章に戻ってきていただいてもいっこうにかまいません。

不要な受診をしてしまう4つの原因

なぜあなたは必要がないのにもかかわらず、貴重なお金や時間を費やして受診をしてしまうのでしょうか。4つの原因をみていきましょう。

①正しい医学知識がない

少しの不調があると自宅療養よりもまずは受診。そう考える患者さんであふれ返っているのが外来診療の現状です。

このような人たちは「熱は悪いことだ。だから熱冷ましを飲んで下げたほうがいい」「咳は身体に悪い。だから薬で止めてしまおう」「下痢は放っておいたら身体に悪い。だから薬を飲んで止めたほうがいい」「血圧は高いと身体に悪い。だから薬を飲んで下げよう」「コレステロールも高いとよくない。だから薬を飲んで下げよう」と思い込んでいます。「インフルエンザは風邪ではありません」という巧妙なキャッチコピーに騙されて予防注射を打ちにきます。そのほか諸々、何か身体に異変が起こると受診します。例を挙げるときりがありません。

患者さんたちはなぜこのような行動を起こすのでしょうか。それは正しい医学知識がないためです。不調はすぐに薬で治すことが常識で正しいことだと思っているからこういうことが起こるのです。

このような理由で外来を訪れる人たちには正しい医学知識がありませんが、実は医師にも正しい医学知識がありません。医師「も」というより、医師「が」知識を持たないから健康な人を患者さんに仕立てて自院に呼び込むのです。

収縮期血圧、すなわち上の血圧が１４０や１５０で「血圧が高い」と脅かして健康な人を呼び込み、患者さんに仕立て上げるのも同じ構造です。

②「不調＝悪いこと＝薬で取り除くべき」と思い込んでいる

人間は自然界においてけっして特別な生物というわけではありません。人間もミミズや蛙などと同じ生物の仲間です。

この「人間も普通の生物」「生物の一種」という考え方がないから、人間は自然界には本来存在していない化学薬品（薬）を平気で飲み、化学的合成品の食品添加物を口にします。

理論物理学者の故スティィーヴン・ホーキング博士は言いました。『人間は血統書付きの猿だ』と。名言ですね。そうなのです。ホーキング博士の言葉の通り、人間は猿なのです。

すなわち、ほかのあらゆる動物と同じ生物の一種ですから、死にたくないという本能や、命を落とさずにすむようなさまざまな優れた機能が生まれつき身体に備わっています。

その一つが自然治癒力です。自然治癒力のおかげで、少々の不調なら私たちの身体は薬の力を借りなくても自然に治ってしまいます。

ところが、多くの人がこの自然治癒力が身体に備わっていることをすっかり忘れています。熱も咳も鼻水も下痢も嘔吐も、みんな命を守るための自然治癒力という道具であることを知りません。そのために熱、咳、鼻水、嘔吐《おうと》、下痢などの症状が身体に悪いと思い込み、取り除こうとして病医院にかかります。受診したほうが命を守るために正しいことだと思っているからです。そう思っているのは患者さんだけではなく、医師もそう思っています。

患者さんも医師も、なぜ熱や咳が出るのか、そのようなことは考えません。血圧もなぜ上がるのかなど考えようとしません。血圧が命を守る大切な現象などと考えたこともないのです。

考えようとしないから熱、咳、鼻水、下痢、嘔吐などの症状が起こると、条件反射のように薬を飲むという世の中になっています。何か身体に変化が起きたらそれを無理矢理薬で取り除こうとするのです。

③老化現象を治療すべき病だと思い込んでいる

人間は年をとります。年をとることはすなわち老化することです。老化すれば、それに伴う変化が身体に起こります。これは誰にも避けることはできません。それなのに、この加齢による身体の変化をも「病」だと思い込んでいる人が大勢います。だから日本中の病医院の外来には高齢の患者さんがあふれているのです。自分の加齢による変化がわかっていないのです。

たとえば髪の毛を見てください。若かったときには黒々していた髪の毛は白髪になりました。髪の毛を黒くさせていたメラニン色素が老化で失われ、髪を黒く保つことができなくなったからです。この白髪を今の医学では一本すらも黒くすることができません。老化現象だからです。もとより、白髪を薬や注射で再び黒く戻すことができるとは誰も思いません。ましてや「病」だとも思っていないはずです。ところが、血管、ホルモン、皮膚、骨などの老化は治療できると思うし、病だと思っているのです。

骨粗しょう症という病名があります。骨粗しょう症は老化による骨の変化です。本来は骨粗しょう症という「症」のつく病ではありません。白髪と同じ「状態」ですから「骨粗しょう状態」と言うべきです。ところが「症」をつけて病にしたほうがお金を儲けられるので「症」をつけて呼んでいます。

白髪一本を黒くすることすらできないのに、骨粗しょう状態になった骨を薬や注射で強く丈夫にできるわけがありません。それにもかかわらず、医師も患者さんも躍起になって骨粗しょう症を治療しようとします。医療機関はこれに乗じて金儲けしようとしますし、患者さんは言われるがままにお金を使っています。老化をきちんと理解していないから、こういうことが起こっているのです。

髪や骨だけではなく、全身の血管も当然老化します。しかしその末梢の血管の一本だって医学で元の若さには戻せません。それなのに血管年齢を測ったり、薬を飲んだりしています。

血管年齢を測ってどうしようというのでしょう。血管年齢を測ると若返るのでしょうか。血管年齢を測った結果、本当の歳より10歳年上だったらどうしますか。何か気をつけることで血管は若返るのでしょうか。そうではありません。食事や運動に気をつけても血管は若返りません。若返らせる薬もありません。髪の毛にしろ、骨や血管にしろ、老化してしまったものを若返らせる薬は残念ながら何一つないのです。

④不調を放置することが不安でたまらない

身体の不調を感じたとき「放っておいてさらに健康を損ねたらどうしよう」「死んだらどうしよう」と不安になり、たちまちマイナス思考に陥る人はいませんか。人間という生物は優秀な脳を持っていますが、悪いことに、その脳がマイナス思考も生む生物です。このマイナス思考こそが行かなくてもよい病医院に行く大きな原因となっています。

さらに、医師が患者さんの不安を一層煽《あお》るところにも一因があります。医師もまた、患者さんと同じようにマイナス思考なのです。

そして、これらの不安を煽る元凶を作り出している存在があります。製薬メーカーです。患者さんも医師も製薬メーカーの戦略にまんまと乗せられ、引っかかっています。

大抵の人の医療費は3割負担です。その高い医療費を絶対に必要だと思っている人が大勢おられますが、私からしてみるととてももったいないと思います。

多くの患者さんは、たとえ食べたいものを我慢しても、旅行の費用を抑えても、なんとかやりくりして必死に医療費を確保しています。医療にお金を使わなかったら、好きなものが食べられます。お友達との付き合いも活発にできますし、旅先でよい旅館にも泊まれます。

受診という楽しいとは言えないことのためにお金を使うのと、幸せで豊かな時間のために使うのとどちらがいいですか。おそらく後者のほうがいいですよね。そのためにはマイナス思考をプラス思考に変えましょう。そして、正しい医学知識がないなら、本書を通して正しい医学知識を蓄え、人間という生物の正しい生き方を学んでみてください。そうすると医療費の大幅な節約になります。ビクビクした生き方をしなくなり、バラ色の楽しい人生を送ることができます。

人間は強いのです。断言しますが、人はちょっとやそっとのことでは死にません。もっと力強く生きましょう。これをあなたの常識にしてください。

自然治癒力があるから受診しなくても大丈夫

今まで不要な受診をしていた人の中には、これからは受診を控えて楽しく人生を送りたいと思った人がいると思います。そうは言っても、今まで2週間に1回、1ヵ月に1回と通っていた病医院に急にぱったりと行かなくなるのは少し不安かもしれませんね。

そこで、受診しなくても大丈夫な理由として、最高の名医があなたの身体の中にいることをお伝えしたいと思います。そうすれば受診をしなくても安心してどっしりと構えていられるようになるでしょう。もうこれからは風邪で病医院を慌てて受診しなくても不安に陥ることなく自宅療養できるようになるはずです。

あなたの身体の中にいる最高の名医とは、あなたの身体に生まれたときから備わっている「自然治癒力」のことです。

人間誰でも、そしてどの生物にも、虫でも、猫や犬でも、植物にも、自然治癒力（自然良能力）があります。自然治癒力とは読んで字のごとく、放っておいても自然に治る、生体に備わった治癒力により病を治す力のことです。

私たち人間の身体は、誰でもみんなこの自然治癒力で守られています。風邪だけではなく、口内炎、胃潰瘍、肝炎、湿疹、切り傷などすべての不調は受診しなくても自然に治るのです。これらの症状が治癒するのは、医師や薬が治しているためではありません。医師はほんの少しのお手伝いをしているだけで、あなたの身体が持つ自然治癒力のおかげで自然に治っているのです。

医師に診察してもらい、薬を飲まないと命に関わると思っている人がいるかもしれませんがそんなことはないのです。

たとえば、骨折を思い浮かべてみてください。骨折したら整形外科にかかりますす。では、整形外科医が折れた骨を元の継ぎ目のない一本の骨に戻していますか？

医師は折れて離れた骨を元通りにつけることはしていません。その力はありません。医師が病医院でおこなっているのは折れて離れた骨を正しい位置に戻し、ボルトで留めたり、金属板を当てたりすることです。それだけです。

その後、あなたの骨が元のように継ぎ目のない一本の骨になるのは、あなたが持つ自然治癒力のおかげなのです。自分の身体の中にいる整形外科の名医がしてくれたのです。病医院の医師が元通りの一本の骨になるようにする特別な薬を処方したり、骨と骨の間に薬を塗り込んだりしたのではないのです。これが自然治癒力です。

西洋にこんな言葉があります。「身体の中には100人の名医を抱えている」

内科、外科、婦人科、眼科、耳鼻科、皮膚科、整形外科、循環器科、血液内科などありとあらゆる診療科の名医たちが総出であなたの身体の修復にあたっているのです。ヤブでも研修医でもありません。名医がです。これを知れば、ちょっとした症状で慌てて受診しなくても大丈夫だと納得できるのではないでしょうか。

自然治癒力が持つ3つのはたらき

私たち人間の身体に備わっている素晴らしい自然治癒力には「恒常性維持機能」

「自己再生機能」「自己防衛機能（免疫力）」という3つのはたらきがあります。少し難しい言葉が出てきましたね。それぞれどのような仕組みなのか、具体的な症状を交えながら詳しくみていきましょう。

①身体を一定に保とうとする「恒常性維持機能」

恒常性維持機能は身体のさまざまなことを一定に保とうとするはたらきのことを言います。「恒」と「常」は、つねにいつも同じで変わりがないという意味を持つ字です。それを維持しようとするはたらきが恒常性維持機能です。

たとえば、体温をつねに36・5℃に保つ、呼吸数を一定にする、毛を一定の長さに保つ、血液を一定の速さで流す、血液の酸性度やアルカリ度を一定にする、白血球や赤血球などの数を一定の数に保つ、コレステロールや尿酸の値を多くなく少なくなく一定に保つといったはたらきです。

身体の中の何千、何万ものさまざまな事象が恒常性維持機能のおかげで一定に保たれています。この自動コントロールともいえる優れた仕組みのおかげで私たちは生きていけるのです。

私たちの身体に恒常性維持機能が備わっているために現れる症状にはどのようなものがあるかを見てみましょう。

【震え】

寒いときに、なぜ震えるのかというと、震えることによって運動エネルギーを産生し、体温が下がらないようにしているからです。

私たち人間という哺乳類は36・5℃で生きるように設計されていますから、この体温が下がらないようにしないといけません。外の温度が0℃になったからといって、私たちの体温もつられて35℃、33℃、30℃と下がっていったら死んでしまいます。

だから身体を震えさせることによって運動エネルギーを産生し、体温を上げて36・5℃に保とうとしているのです。

【鳥肌】

寒いと感じるとなぜ鳥肌になるのかというと、体温が逃げないように毛を逆立てて空気の層を作っているためです。たとえて言うなら、寒い冬の日にシャツの上にセーターを一枚重ねて着て空気の層を作っている状態が、ちょうど鳥肌が立っている状態と言えます。大昔、人間にも身体中に毛が生えていた頃の名残の反応です。

【唇が紫色になる】

唇が紫色になるのは、唇の血管を細くして血液の流れを悪くすることで、唇から体温が逃げるのを防いでいる状態です。

唇には沢山の血管が集まっています。だから外から見ると赤い色をしています。血管が沢山集まっているということは、表面を沢山の血液が流れているということです。この血液が冷たい空気に触れると血液の温度が下がってしまいます。下がった温度の血液が身体の芯まで行くと体温維持ができなくなります。そこで唇の血管の根元を閉じます。その結果、血流が悪くなり紫色になったのがこの状態です。

手足が白くなるのも同じ理由からです。身体は手足から冷えていきます。生命維持に最も大切な脳と内臓を冷気から守り、温度が下がらないようにしているためです。

【汗】

夏に外気温が40℃になったとき、人に恒常性維持機能がなかったら体温は37℃、38℃、39℃とどんどん上がっていってしまいます。そうなっては死んでしまいます。死なないためにはどうしたらいいのかというと汗を出します。

汗という水を身体中に振りかけて体温が上がるのを防いでいるのです。汗は水分なので、蒸発するときに周りから気化熱という熱を奪います。この仕組みにより体温の上昇を防いでいるのです。暑い夏に庭や道路に撒く打ち水と同じです。恒常性維持機能のおかげで、汗という打ち水をして体温を一定に保っているのです。身体は命を守るために、まさに汗水流して頑張っているのです。

全身に汗をかく生物はほとんど人間だけでしょう。人間は汗をかくことによって体温を調節できる素晴らしい能力を身につけました。そのお陰で、長時間走ることができるのです。ほかの動物は短時間素晴らしいスピードで走ることができても、1時間も2時間も走り続けることはできません。熱が身体に籠もってしまうからです。

②傷ついたものを元に戻そうとする「自己再生機能」

自己再生機能は壊れたものや傷ついたものを元に戻そうとするはたらきのことを言います。

たとえば、傷ついた皮膚はかさぶたを作りながらそのうち元の皮膚に戻ります。トカゲの尻尾もそうです。切られてもまた生えてきます。人間のような高等生物にはこれほどの芸はできませんが、肝臓などは切られても元の大きさに戻ります。胃潰瘍になって胃に穴が開いても、自然に粘膜が再生されて穴が塞がります。睫《まつげ》も眉毛も、抜いてもまた生えてきます。自分で自分を再生する自己再生機能が備わっているからです。

自己再生機能の例を見てみましょう。

【松ヤニ】

植物も生物です。生物ですから植物にも自然治癒力があり、自己再生機能があります。

松という植物で考えてみましょう。松の樹皮は鱗のようになっています。これが何かのはずみで一部が剝がれました。そのままにしておいたらどうなるでしょう。根から吸い上げた水はそこから漏れてしまいます。漏れたら水は葉に届きませんから、松は枯れてしまいます。死んでしまうのです。

松は死にたくないので、その剝がれた部位を修復しようとします。それが松ヤニです。松ヤニを作って、それを剝がれた部位に出して水漏れの箇所を塞ぎ、修復しているのです。

【かさぶた】

松ヤニと同じようなことを動物や人間もおこなっています。それが、かさぶたです。

小さい頃、誰しも一度や二度は膝小僧を擦りむいてかさぶたを作ったことがあるでしょう。このかさぶたは松ヤニと同じ自己再生機能の現れです。かさぶたを作って命を守っているのです。もしもかさぶたができなかったらどうなるでしょう。身体からリンパ液も血液も出ていってしまい、出血多量で死んでしまいます。外から細菌やウイルスが入ってきます。それが血管内で増えれば敗血症で死にます。そうならないように自己再生機能がはたらき、出血を止めるためのかさぶたを作ってくれるのです。

③異物を排除して自分を守る「自己防衛機能」

身体に入った異物を自分のものではないと認識し、外に追い出すはたらきを自己防衛機能と言います。免疫力という言葉のほうが聞きなれている人が多いかもしれません。

私たちの身体にはいつでも、絶え間なくウイルスや細菌が侵入してきます。ウイルスが入ってこようが、細菌が入ってこようが悪いものならば免疫力によってこれを追い出すか、体内で殺します。

そして、ほとんどの場合は体内に入る前にブロックされますが、ときには血管内や粘膜内に入り込んできます。それをそのままにしておいたら人間はあっという間に命を落とします。そこで、これらの微生物を瞬時に殺してしまう自己防衛機能を備えているのです。

たとえば、インフルエンザウイルスに感染すると体温が上がります。インフルエンザウイルスが悪さをする前に体温を上げて、リンパ球のはたらきを活発化させて命を守ろうとしているためです。

あなたの身体はいつでも「今が最良」

あなたの身体は、あなたの身体の中にいる名医のおかげで命が守られ、健康が保たれています。名医たちの手により、私たちの身体はいつでも「今が最良」になるよう維持されているのです。

そして、私たち生物の身体には2つの「今が最良」があります。この2つについてそれぞれお話をしていきましょう。

①あなた個人の身体における「今が最良」

「今が最良」の一つ目は、先ほど述べた自然治癒力があなたの命を守るために、必死に症状を起こしている状態です。

たとえ、咳や下痢のような不快な症状があったとしても、それは現在のあなたの命を守るために自然治癒力によって作り出された、今のあなたの身体にとって最良の状態なのです。

健康診断時に出たさまざまな検査の数値は、もしそれが基準値からはみ出していたとしても、それが今のあなたにとって一番よい数値です。その数値で健康が保たれているからです。ですから、その検査結果の数値だけを見て、数値が高い、低い、異常だと慌てて、化学薬品で無理に調整するようなことをしてはいけないのです。

薬で調整する前にその数値を出している元は何かを考え、元を治すようにしてください。太っているならば体重を標準体重にする、アルコールを飲み過ぎているのなら禁酒する、タバコを吸っているなら禁煙する、夜更かししているなら早く寝る、野菜が不足している食事なら野菜を食べる、怒りっぽいならば怒らないようにする、すぐに恐怖観念をもつならば恐れないような強い心を作りましょう。すぐに悲しみの感情を持つならばこれも心を強くしましょう。すぐにくよくよと心配し、思い悩むなら、心配しないように心がけましょう。

悪い検査値を生み出しているのは、あなた自身の生活習慣のせいです。薬で是正しようとはせず、その習慣を改めましょう。

②長い進化の過程における「今が最良」

１３８億年前に宇宙が誕生しました。そして超新星の爆発を繰り返しながら、太陽が生まれて太陽系ができ、46億年前に地球が太陽の惑星として誕生しました。誕生した当初は溶けた溶岩で高温の地球。上空は厚くて熱い雲に覆われていました。時が経つにつれて地球の表面が冷えて、最初の雨が降り、海ができました。そして、その海から生命が誕生しました。約40億年前です。最初は原始的な単細胞、それが進化して現在の細胞になり、２つの細胞、４つ、８つと次第に進化して多細胞生物が誕生しました。その進化の姿はすべて自分の命を守るために、そして自分の種《しゅ》を保存するために最適な姿を求めて変化してきました。

こうした長い進化の過程において、どの生物にとっても現在の姿が最良なのです。今の姿や形が自分の命を守り、子孫を残すのに最も優れた最良の状態なのです。

たとえば、トンボは今のトンボの姿が最も生きやすいから今の形をしているのです。外敵が来たらさっと身を翻して逃げる、餌の虫が来たらすっと近づいてぱくっと捕まえる。自分の子孫を残すにも今の姿が最適だと判断して今の形になったのです。

ミミズ、魚、虎、ライオン、象、キリンなど、どの生物も今の形が過去のどの姿よりも一番よいのです。

人間もそうです。数百万年前、猿から分かれ、人間という種族が誕生しました。2本足で立ち上がる道を選びました。

立ち上がるという選択は別の意味で危険を伴います。身体に負担もかかります。重力に逆らって生きなくてはなりません。それでも立ち上がれば2本の足は手になります。手になれば物を運べます。物を作ることもできます。そして大脳を発達させてほかの動物にない知恵を獲得しました。こうして中型の腕力のさほど強くない哺乳類でありながら爆発的に繁殖したのです。この小さな地球上に75億5000万匹もいるのです。これが私たち人類、ホモ・サピエンスの歴史です。今のこの形が人間にとって最良の形なのです。

症状は身体が「今が最良」と示すサイン

症状というのは、普段の元気なときにはなく、いわゆる病と言われるときに身体に出る状態です。

症という漢字は「やまいだれ」に「正しい」という字の組み合わせです。すなわち、症状がある状態は、普段の正しいものが病で囲まれて、覆い隠されているようなものだと言えます。

何度でも繰り返し言いますが、症状が出ているときこそが「今が最良」なときです。症状は命を守るために身体が起こしている変化だからです。けっして怖いものではありません。

そこで、身体に症状が起きても怖くないのだと示すために、私たちが一生のうちにしばしば遭遇するいくつかの症状を挙げます。それぞれが命を守るためにどのような役割をしているのかを見ていきましょう。これさえわかれば不調に陥ったときも冷静に対処できるはずです。

①発熱・体温上昇

多くの場合、病原体（細菌やウイルス等）が身体に侵入すると体温は平常よりも高くなります。これが発熱という症状です。

この発熱は身体に悪いものでしょうか。なぜ発熱という状態を身体は作るのでしょう。

答えは、身体が自分の命を守るために体温を上げているからです。体温を上げることによって、病原体を殺そうとしているのです。

なぜ病原体を殺さなければならないのかというと、病原体によって身体の細胞や組織が壊されて人間の命を奪うからです。人間も生物ですから死にたくありません。なんとしても生きたいために体温を上昇させて、身体の中の病原体と闘うために最良の環境に仕上げているのです。それが体温上昇なのです。

だから細菌やウイルスが身体の中にいる場合は、熱が出ているという状態が「今が最良」なのです。細菌やウイルスが身体の中にいるのに、熱が下がっている状態は最良ではないのです。

インフルエンザのウイルスを例にして考えてみましょう。インフルエンザウイルスは冷たい環境が好きです。冷たい環境が好きだから、日本の気温が低くなり寒くなった冬にシベリアから渡り鳥に乗って日本にやってきて増殖します。

インフルエンザウイルスは冷たい環境が好きだということを人間という哺乳動物は本能的に知っていますから、インフルエンザウイルスが身体に入ると、36・5℃という体温ではなく37℃、38℃、39℃と体温を上げます。体温を上げることで命を守っているのです。体温を上げてウイルスを焼き殺していると理解してください。つまり、自然治癒力の一つの方法が体温の上昇なのです。

ところが、日本では熱が出ると病医院で解熱剤がいとも簡単に処方されます。熱が何のために出ているのかを医師も患者さんも知らないからです。熱が悪いと思っているのです。熱を下げれば病が治ると思っているのです。熱は命を守るために身体が一生懸命に出しているにもかかわらずです。

熱は身体が元気だから出るのです。元気だから命を守る自然治癒力がはたらいたのです。それなのに熱が悪いと思っているから、医師は一日3回食後に解熱剤を飲むように指示をするし、38・5℃以上の熱が出たら頓服しなさいとさらに追加の解熱剤を渡しています。おかしいと思いませんか。熱が出るから命が守られるのです。

自然治癒力がはたらかないと、熱が出ない状態になります。その結果肺炎になったものを無熱性肺炎といいます。

高齢の人や体力のない人たちにみられます。元気がなく、熱を出す力がないから熱が出ないまま肺炎へと進行してしまうのです。

通常なら肺炎になると高熱が出ます。単純な風邪よりもなお一層高熱を出して命を守るのですが、元気がなく、自然治癒力を発動させる力がないから熱が出ないのです。熱が出ないからウイルスが繁殖して、風邪から肺炎へと一気に進むというのが無熱性の肺炎です。

ですから熱が出たら「しめた」と思ってください。発熱したことに感謝をしてください。これで治るのだ、命が守られるのだと思いましょう。これで解熱剤を飲む意味がないことがおわかりになったと思います。

ところで、熱が出ると身体を冷やしますよね。額に氷をのせるだけでは飽きたらず、脇の下や鼠径部《そけい》（脚の付け根）にも氷をあてがいます。熱中症ならいざしらず、感染症で出る熱が命に悪いと医師も看護師も信じているから、こうした処置が日本中の病医院でおこなわれています。

しかし、熱を無理矢理下げたら病は治りません。解熱するのは病が治ったからであって、熱を下げたから病が治るのではないのです。ここをしっかり理解してください。

風邪をひいて頭が痛くなるのも、筋肉が痛くなるのもきっと理由があります。しかし、これについて明確に説明することは現代の医学では困難でしょう。強いて言えば、頭や筋肉を痛くして「動くな。休みなさい」と身体が言っているのではないでしょうか。身体を発熱させてウイルスを殺すことにエネルギーを集中させなければならないのに、動き回ったのではそちらのほうにエネルギーをとられてしまいます。だから頭や、身体のあちこちを痛くさせて動きを止めているのかもしれません。

喉の痛みはどうでしょう。これも喉を痛くして「安静にしなさい。あまり食べてはいけません」という身体が発するサインかもしれません。

食欲がなくなるのも同様に説明できます。食べ物が吸収されるときはエネルギーを要します。そこにエネルギーをとられないために食欲が落ちるのだと説明されています。だから病のときに食べたくないのに無理に食べてはいけないのです。

②咳

咳は肺の中に入った悪いもの、すなわち細菌やウイルスを激しい空気の流れを作って外に追い出している状態です。

それなのに「咳止めの薬をください」「では咳止めの薬を出しましょう」ということが日本中の病医院でおこなわれています。本来なら、医師は咳の正体が何かを理解し、患者さんによく説明したうえで咳止め薬を処方すべきです。しかし、咳を悪いものだと思っており、咳を止めたら風邪やインフルエンザは治ると思っているから、患者さんに言われるままに薬を処方してしまうのだと推察します。

たしかに咳が出ているときは苦しいものです。止めたくなる気持ちはよくわかりますが、自然治癒力がはたらいたおかげで咳が出て、悪いものを体外に排出しているのです。

咳の正体がわかったら、咳止めを飲むことが病を長引かせる行為だと気づくでしょう。少々の咳は我慢しましょう。医師に薬が欲しいと申し出るのを控えましょう。咳を止めたからといって、風邪やインフルエンザが治るのではありません。風邪やインフルエンザが治ったから咳が止まるのです。

③鼻水

鼻水は、鼻腔という鼻の穴の中についた細菌やウイルスを外に洗い流している状態です。風邪などの呼吸器感染症のウイルスは鼻から侵入してきます。その鼻から侵入してきたウイルスを洗い流して体内に入らないようにしっかり水掃除をしている姿が鼻水です。鼻水が出ているから細菌やウイルスから身体が守られるのです。それなのに、鼻水が出るので薬をくださいと大勢の人がやってきます。鼻水が出るのが苦しいのでしょう。嫌な症状なのでしょう。

しかし、鼻水の症状で医療機関に行っていたのではお金がもったいないですよ。初診料、処方箋交付料、薬局では薬代などがかかります。鼻水が嫌なら、ティッシュで鼻をかみましょう。そうすれば、初診料も処方箋料も薬代もかかりません。残念ながら鼻水を止めたって風邪は治らないのです。

④痰《たん》

痰は身体が自然治癒力によって白血球を動員して戦った血球の残骸や、病原菌などの死骸が混ざったものです。これらを肺臓内に残しておくのはよくありません。ゴミですから早く片付けなくてはなりません。そこで体外に放出している状態が痰です。

ですから「痰切りの薬をください」と言うのはおかしいし、その薬を「出しましょう」と言うのもおかしいのです。ゴミは素早く捨てるに限ります。

そもそも痰切りという薬があるわけないのです。痰を出なくするには痰を作る元をなくさなければならないのですが、痰を作る元をなくすことはできません。ですから痰切りなどという薬があるわけがないのです。

痰が出るのはあなたの身体が元気で、自然治癒力が十分にはたらいているからです。痰はどんどん出しましょう。外に放り出しましょう。

⑤くしゃみ

くしゃみでは「はっくしょん！」と勢いよく空気をはき出します。くしゃみは、咳以上に激しい空気の流れを作り出して、肺内の悪いもの、ウイルスや細菌等異物を外に勢いよく出している状態です。

ですから迷惑のかからない範囲で人目を憚らず大いにくしゃみをしてください。そうして肺内から異物を素早く追い出しましょう。

⑥風邪

熱、咳、鼻水、痰、くしゃみのことがわかったら、それらを止めるだけの「風邪薬」を体内に入れることは、自然治癒力によって「今が最良」を保つのを妨げることにほかならないとおわかりになったと思います。

そういう意味で「風邪薬」は薬と呼べるようなものではないのです。余計に風邪を悪くする毒物以外の何ものでもありません。

現在の医学では風邪に効く薬はなく、本当の風邪薬は存在しないのです。それなのに風邪薬という名前をつけるから、医師も患者さんも「風邪薬」という風邪に効く薬があるものだと思ってしまうのです。信じて疑わないようになってしまったのです。

⑦下痢

ノロウイルス、O—157病原性大腸菌、赤痢、コレラ、ときにはインフルエンザなどに感染した場合に激しい下痢が起こります。下痢は、腸の中にこうした悪いものを置いておいたら命が危ないため、水とともに外に洗い流している状態です。

大腸の中の悪いものを外に出すには肛門が外界に通じる最も近い場所だと身体は知っています。だから、肛門から勢いよく排出させているのです。勢いよく排出するには固形のままより、水を出して洗い流すのが最も効果的です。だから下痢という状態をあなたの身体は作り出しているのです。

下痢も命を守る大切な自然治癒力の一つです。それなのに下痢をすると、みなさん急いで病医院に行きます。そして、下痢を化学薬品で止めようとしますが、止めてはいけません。

下痢をしたときに「おなかを壊した」と言いますが、おなかを壊したから下痢をしたのでしょうか。

そうではありません。おなかのはたらきがきちんとしていたからこそ、下痢を起こして命を守ったのです。おなかが壊れたら下痢を起こすことができません。正常なはたらきをおなかがしてくれたから下痢をしたのです。その正常なはたらきを下痢止めという化学薬品で止めたらウイルスや細菌が腸内に残って、その病原体で人の身体は死んでしまいます。

事実、１９９０年に浦和市（現さいたま市）のしらさぎ幼稚園で起きた井戸水によるO―１５７病原性大腸菌の集団感染では、３１９名が感染し、２人の子供が死亡しました。

死亡した２人の子供は強力な下痢止めで治療されたと言われています。腸内にあるO―１５７病原性大腸菌を子供は外に懸命に出そうとしていたのに、その下痢を止める治療をしてしまったのです。自然治癒力に逆らったのです。

このしらさぎ幼稚園での痛ましい事件の背景でおこなわれた治療のように、何のために子供が下痢をしているのかを医師は考えようとしないのです。下痢という症状が悪いと思っていて、なんとか下痢を止めようとするのです。症状を止めることが、その病を治療することだと信じているのです。なんのためにその症状が出ているのか、止めたらどうなるかなどということは考えようともしないのが医師というものなのです。

熱が出たら「しめた」と思いなさいと先ほど述べたように、下痢をしたときにも「しめた」と思ってください。

自分は健康だから、下痢という自然治癒力がはたらいて、悪いものを外に出しているのだと思うことです。少々肥満気味の人でしたら、なおさら「しめた」です。これで少々痩せることができるからです。

下痢を止めるという医療行為が必要なこともありますが、そう頻繁にはありません。下痢のときに必要なのは点滴という医療行為です。

生まれたての新生児や自然治癒力のない高齢者が下痢になったとしたら、身体は脱水になります。その場合は点滴で血管から直接水分を補給しなければなりません。しかし、そういう人以外の読者のみなさんが少々下痢をしても医療機関に行く必要はありません。

自宅で薄い味噌汁でも飲んで、水分とミネラルを補給しているだけで十分です。けっして死ぬことはないでしょう。人間はそんなにやわな生き物ではないのです。

自分の自然治癒力を信じましょう。あなたの身体の中にいる消化器の名医を信じてください。下痢という症状に対する認識を正しい常識にしてください。

ただし、体力が落ちているときはいかに若い人でも脱水になりますから、もちろん医療機関を受診しましょう。

⑧嘔吐

胃の中にまで入ってきた細菌やウイルスを察知した身体が、それを体外に出そうとする状態が嘔吐です。

胃はどこで病原体だと察知しているのでしょうか。とても不思議です。しかし胃の中に入ってくると、それが全身に回る前に「これは危険だ。早く外に出そう」と行動を開始します。ありがたいことです。

胃の中の悪いものを外に出す一番の近道は口です。ですから、身体は大量の胃液を作り出して、その胃液とともに病原体を口から出します。吐くのは辛いですが、そうして命を守っているのです。

それなのに吐き気止めを飲んだらどうなるでしょうか。身体に細菌やウイルスが残ってしまい、人間は死んでしまうでしょう。

なお、乳幼児や高齢者が激しく吐いたら脱水になり命に関わります。その場合は医療機関に行ってください。

普通の健康な人たちは家で安静にしておきましょう。嘔吐で死ぬことはありません。死なないために吐いているのですから、吐いたら「しめた」と思ってください。

急性病は病ではない

ご紹介した8つの例をご覧になった読者のみなさんは、発熱、下痢、嘔吐、鼻水などを急性病と呼ぶことがおかしいと気づいたのではないでしょうか。

これらの症状は急性の「病」などではないのです。身体が命を守るためにこうした症状を作り出して治癒過程に入っている時期なのです。けっして急な「病」などという身体の不調に陥っている時期ではありません。

病ではないのですから怖がる必要はありません。身体が急いで治癒の態勢に入っているときですから、怖れるどころか喜ぶべき状態なのです。

もし熱、咳、下痢、嘔吐などのさまざまな急性の症状を「病」と呼ぶなら、病があるから生物は生きていけるのです。

ところが、現在の病医院はこれらの症状を「病」ととらえていますから、治せないのに治しているつもりになって、命を守る症状を無理矢理押さえ込みます。そして身体に害のある、化学薬品を投与するのです。

身体に起きていることで無意味なことは一つもない

あなたの身体に起きていることにはすべて意味があります。命を守るためにあなたの身体が最大限の知恵を発揮して起こしていることなのです。

たとえば活性酸素は悪い面が強調されていますが、悪い面ばかりではありません。ウイルスや細菌を殺すはたらきをしてくれています。

また、最近では腸内細菌が大きな話題になっていますが、数年前まではこんなふうに話題に上ることはありませんでした。便や腸が科学的に明らかにされてきた結果です。

これまで大便は「大」とついているのに、「小」とついている小便と比べてみると、医学的にははるかに無意味で役立たずのものでした。小便が少量あれば血液検査と同じくらいなんでもわかりますが、大便のほうは〝クソ〟の役にも立たないものでした。

それが今はどうでしょう。世の中は大きく変わりました。腸内細菌は大便の製作をするだけのものだと思われていましたが、今やありとあらゆる疾患、それどころか肥満、性格、感情、脳のはたらきなど、さまざまなことに影響していることがわかってきました。ビタミンの合成までしてくれています。人間が人間として生きていくうえで細菌が大きな役割を担っていることがわかってきたのです。細菌もあなたの身体にとってはなくてはならない大切なものなのです。身体を構成しているものに無駄なものは一つもないという証ではないでしょうか。

考えてみると腸内細菌だけではなく、私たちの身体は細菌だらけです。全身の皮膚には皮膚を守る細菌が住んでいます。口の中にも、肛門の周りにもどこにでも細菌は住んでいて、命を守っています。だから、これを温水洗浄便座で洗い流すと皮膚がただれてきます。女性の場合は、膣の中にデーデルライン桿菌《かんきん》という菌が常在していて、生殖器をカンジダというカビから守っています。

胃の中のピロリ菌は胃がんの原因だと嫌われています。見つけるとすぐに除菌するように医師は勧めますが、本当にそうでしょうか。ピロリ菌の除菌に反対している学者もいます。除菌をすると食道がんが増えるという論文もあります。肺がん、大腸がんが増えるという学者もいます。

日本人は世界で一番ピロリ菌の感染率が高い民族だそうですが、日本人は世界で一番長寿です。ピロリ菌がいるから長寿だという学者もいます。ピロリ菌の害だけ説いていると、そのうち大きなしっぺ返しがくるのではないでしょうか。腸内の細菌がよくて胃内のピロリ菌だけが悪いはずはありません。命に必要だから腸内細菌同様、人間と共生しているようにも思えますが、これがわかるにはまだまだ数十年かかるでしょう。

このように身体中の細菌と人間は共生しています。また、身体にはさまざまなウイルスも共生しています。

遠い昔、人間の細胞の中に入り込んだウイルスも沢山います。人間のＤＮＡの８％はウイルスの遺伝子だったものが混ざっていると言われています。ウイルスだって人間が生きていくうえで必要なものなのです。

歯石や歯垢もそうです。

歯科に行くとまず歯石取りからはじまります。今の医学では、歯石は悪いことになっているからです。これが結構痛いのです。歯茎から出血します。歯石を溜めると歯槽膿漏《しそうのうろう》の原因になるというのです。それでガリガリ削り取ります。私はこれを歯石（史跡）巡りと呼んでいます。

でも歯石が悪いというのは本当でしょうか。歯石は高齢者に多い現象です。高齢者の歯のエナメル質は薄くなり、歯茎は下がってしまいます。そこでそこに石灰をつけて歯を保護しているのかもしれません。自然治癒力の一つなのかもしれません。

事実、内科では高齢者の大動脈に石灰化という現象をよくみかけます。これは破れそうになっている大動脈に石灰の覆いをかけることによって大動脈が破れるのを防いでいるのではないでしょうか。また肺や腎臓にも各所で石灰化という現象をみます。何か疾患があるとその跡に石灰化が発生します。身体の保護作用だと思います。そう考えると歯石も一種の保護作用ではないかとも考えることができますが、まだ現在の科学では証明できません。でも身体がしていることはすべて命を守ることですから、歯石にもきっと意味があると思います。

歯垢も同じです。これにも意味があるはずですが、今は汚いもの、害をおよぼすものになっていますから、すぐに取り除くように指示されます。

しかし、思いがけなく大便、腸内細菌が脚光を浴びはじめたように、もしかしたら近い将来、歯石、歯垢を取ってはいけないという時代が来ないとは言えません。

繰り返し言います。あなたの身に起こっていることで、あなたの健康のために不要なことなんて一つもありません。

さあ、あなたの身体が持つ自然治癒力を信じましょう。身体はすべての自然治癒力を総動員してあなたの命を守っています。

第2章　やっぱり高血圧はほっとくのが一番

高血圧は放っておいても大丈夫

血圧を心配する「血圧心配症」の人は2つのタイプに分類できます。

一つは、医師から「高血圧症ですよ」と言われた慢性の高血圧状態の人です。薬を飲んでいる人も飲んでいない人も含みます。

もう一つは血圧の急上昇が心配な人です。この中には慢性的に高血圧状態の人もいれば、普段は血圧が高くない人もいますが、いずれにしても血圧の急上昇を心配する人たちです。

このような「血圧心配症」の人たちは私に尋ねます。「高血圧を放っておいても大丈夫なのですか？」と。私は「大丈夫です」と答えます。

慢性の高血圧状態の人も、血圧急上昇タイプの人も、いずれも心配いりません。薬物治療は不要なことがほとんどです。むしろ害ですと私は言い切ります。その理由を本章で示していきます。

血圧にも2つの「今が最良」がある

第1章で、熱、咳などの症状が身体に起こるのは自然治癒力が命を守ろうとしているためだと述べました。血圧も同じです。今の血圧値があなたにとって最良で、最も適した値なのです。

たとえば嘔吐は「有害な微生物が体内に入った」という原因があり、それを体外へ排出するための結果として「吐く」という状態を起こしています。これと同じように血圧が高くなることにも何らかの原因が必ずあるはずです。その原因からあなたの命を守るために最も適した値にコントロールされたのが今の血圧値なのです。

①あなたにとっての「今が最良」の血圧は今のあなたの血圧値

あなたの身体は、そのとき、その状況に応じて最も適した値になるようにあなたの血圧を調整します。

階段を上っているときは血圧を高くします。高くしないと上れないからです。下りは少々下がるでしょう。下りは肉体にとって楽なため、血圧を高くする必要はないからです。怒っているときには血圧は上がるでしょう。怒りという感情が起こると血圧は高くなります。これは動物の本能です。ゆったりリラックスしているときには血圧は下がります。このように、あなたがどのような状況にあるのかに応じて、最適な血圧を身体は選んでいます。

ですから血圧は一定ではありません。誰でも高くなったり低くなったりします。よく患者さんが「血圧がしょっちゅう変動します」と訴えますが、それはちっともおかしなことではないのです。

血圧は一日の間で始終変化しているものです。寝ているときは寝るのに適した血圧に、起きるときは起きるのに必要な血圧に、ご飯を食べるときはご飯を食べるのに必要な血圧にといったふうに、身体はその場面にふさわしい血圧を自動調節してくれているのです。

毎日の暮らしの中で、心も身体もいつも変化しています。その変化に合わせて一番よい血圧値を身体は作り出しています。血圧は変動するもので、それどころか激しく変動しているのが正常な人間なのだと理解してください。

ところが、血圧は変動するということが理解されていないために、介護の現場では嘆かわしいことが起こっています。

自宅から車に揺られて高齢の方がデイケアに来ました。着くなり血圧を測られて血圧が180でもあろうものなら「血圧が高いですね。今日の運動はお休みです。そこで見学していてください」「お風呂はお休みしましょう」となるのです。

安静時の血圧がその人の本当の血圧だということや、動けば高くなるということを介護の現場で働くスタッフが知らないのかもしれません。

そのため、一時的でも血圧が高かったら、高齢の方が楽しみにしているレクリエーションやお風呂を休ませてしまうのです。

介護の現場でのことを述べましたが、医療の現場でも同じです。医師が不勉強なのです。石（医師）頭なのです。

ときどき「血圧が高いときには休んだほうがいいですか」と患者さんから質問をされることがあります。この質問に対して私は休まなくてもいいですよと答えています。

想像してみてください。駅の階段を上ったところで血圧を測って高かったとしたら、あなたはそこで休んだり、横になったりしますか？　おそらくしないですよね。血圧がいつもより高いからといって怖がる必要はないということです。ただし、非常に具合が悪ければ休んでも構いません。

また、もしあなたの血圧が一日を通して高いのだとしたら、それは高くしないと生きられないからだと理解してください。血圧が低いのだとしたら、その人は血圧を低く保たないと命を守れないから低いのです。

あなたの身体は、今のあなたの身体の状態に一番合うように血圧を自動的に設定してくれています。そのことをどうか知っておいてください。

②人類にとって「今が最良」の血圧は高めが当たり前

人間は後ろ足で立ち上がった珍しい中型の哺乳動物です。二足歩行の哺乳動物は人間のほかにいません。犬、猫、猿、ライオン、牛、馬、キリン、鼠など、どの哺乳動物も四足歩行です。

立ち上がるということは地球の重力に逆らって、心臓よりも高いところにある脳に血液を送らねばならないということです。しかも、年をとると血管は狭くなり、弾力がなくなります。若い頃と違って、上の血圧が１２０や１３０の力では脳にまで血液を送れなくなってしまいます。

では、どうしたら重力に逆らい、心臓から脳まで血液をポンプアップできるのでしょうか。それは、ポンプの圧力を上げることでしょう。

圧力を上げて心臓から上へと血液を送り出さないと、脳はたちまち血液不足に陥って人間は死んでしまいます。だから年齢とともに人間の血圧は上がるのです。

生きるためにわざわざ身体が血圧を上げてくれているのに、なぜ薬を飲んで下げるのでしょうか。血圧を下げたら、脳の血流が低下して脳に栄養や酸素が行きわたらなくなってしまいます。だから降圧剤を飲む人には、さまざまな好ましくない不調が現れるのです。

たとえば、東海大学医学部名誉教授・大櫛陽一《おおぐしよういち》先生の研究によると、降圧治療をおこなっているグループでは、おこなっていないグループに比べて脳梗塞を発症する割合が2倍近く高かったと報告されています。

また、滋賀医科大学の上島弘嗣《うえしまひろつぐ》先生が代表を務めた「1980年循環器疾患基礎調査の追跡研究（NIPPON DATA）」によると、85歳以上のグループを除き、血圧が高いほど自立の割合が低いことがわかりました。この結果だけを見ると「やはり血圧は下げたほうがいいのだ」と思うかもしれません。ただし、85歳以上のグループに着目すると、（上の血圧が）120㎜Hg未満の群は、120〜139㎜Hgの群よりも自立の割合は低かったと報告されています。つまり高齢の人の血圧を薬で無理矢理下げると、食事、移動、排泄、入浴などの日常の動作が低下するということです。

実際、私も降圧剤のせいで認知機能が低下した女性の患者さんを診たことがあります。降圧剤で無理に血圧を下げたせいで、脳にきちんと血が回らなくなって認知機能が低下していたという方です。その女性は、私のアドバイスにしたがい降圧剤を止めたらみるみるうちに元気になりました。

このような簡単なことが理解できないのが現在の医師です。人間が立ち上がった生物ということや、加齢によって身体に変化が起きていることが理解できていないのです。

自然界の動物なら、繁殖期をはるか昔に終えた年老いた動物は、ほかの動物の餌になってしまいます。ところが、人間は自らの手で人間の天敵を駆逐してきたので、自然界の動物たちとは比べものにならないほど長寿の生物になりました。

そして、年老いてもなお必死に生きのびようとしています。年をとっても生物ですから死にたくないのです。この死にたくないという本能が循環器系にもたらした戦術が、自然治癒力によって血圧を上げるという結果なのです。愛おしいほどけなげです。それが高血圧の姿なのです。

ところが、「人間という生物」ととらえる視点から血圧を眺めないから「高血圧は悪い」「薬を飲んで下げましょう」となってしまうのです。

繰り返し何度でも言います。命を守るという自然治癒力がはたらいた結果、血圧が上がっているのです。この自然治癒力を無視している医療が、高血圧に「症」と名付けて病に仕立てた薬物治療なのです。

最適な血圧の目安は「年齢＋90」

あなたの血圧は自然治癒力のおかげで、今のあなたにとって最適な値になるようにつねに自動的にコントロールされています。そうはいっても気になるのが最適とされる血圧値の目安ではないでしょうか。

健康を保つために最適な血圧の目安としては、経験的に年齢＋90という数値が使われており、私もこの数値を目安にしてよいと考えています。

一方でこれは古い考え方だと否定する医師も沢山います。しかし、私はこの数値はけっして古いとは思いません。むしろ、立ち上がった中型の哺乳動物である我々人間にとって、この値は非常によくできた数値だと考えます。年齢とともに変化し、上昇する血圧をわかりやすく表しているからです。

この数値を否定する医師は人の血圧が年齢とともに上昇するということが受け入れられない、あるいはわからない医師なのでしょう。年齢とともに血圧を上げることで命を守っているということが理解できず、年をとっても若者と同じ数値がよいと思い込んでいるのです。高齢者の血圧が若い人の血圧を基準に語られている現状、これこそが問題です。

若い人の血管はしなやかです。動脈硬化も狭窄《きょうさく》もありません。だから低いのです。その低い血圧でも地球という惑星に存在する重力に逆らって血液を心臓から脳へと送ることができるからです。

しかし高齢になると血管のしなやかさは失われ、血管に狭窄が起こります。こういう血管の状態では130の血圧では脳まで血液を送ることができません。脳に血液を送らないと死んでしまうので、身体は命を守るために150、160、200と血圧を上げています。命を守るために自然治癒力がはたらいているのです。必要だから血圧は上がるのです。

「高血圧治療ガイドライン2014電子版」によると、若年、中年、前期高齢者患者の診察室血圧における降圧目標は140／90とされています。

75歳以上の後期高齢者患者の降圧目標を見てみると、150／90ですが、降圧によって有害な影響が見られないならば、という条件付きではありますが、75歳未満の人たちと同じ140／90が目標とされています。

２０１９年４月にこのガイドラインが改訂されました。新しいガイドラインでは75歳未満の人の降圧目標は130／80未満へ、75歳以上の人は140／90未満へとそれぞれ引き下げられました。従来よりも厳しい血圧コントロールが求められるようになりましたが、こうした基準を一律に高齢者にも当てはめているところに問題があります。これが間違っていることは誰の目にも明らかでしょう。

だから私は何度でも繰り返し言います。年齢＋90は非常に合理的で科学的な数値です。

ライオンの血圧は110、キリンの血圧は280

人間は二本足で立ち上がったけっして大きくない中型の哺乳動物だと述べました。立ち上がったということは重力に逆らって生きていくべき宿命を背負った生物ということで、これは血液循環にとって少々不利です。心臓から脳まで血液を送るのに重力に逆らっていることから、大きな力が必要になるためです。大きな力とは、すなわち高い血圧ということです。

噴水を思い浮かべてみてください。噴水が水を高く噴き上げるには大きな力を要します。それと同じように、人間は血液を高いところにある頭まで届けるためには、より強い圧力で血液を押し出さないとなりません。そのため、ほかの動物と比べてみても血圧が高く設定されています。

ライオンの血圧をみてみましょう。ライオンは四本足の動物ですから脳は心臓と平行の位置にあります。そこで体重が人間よりもはるかに重い200kgもある雄ライオンでも血圧は110〜200です。ライオンの血圧は110＝ひゃくじゅう＝百獣の王ライオンと覚えてください。

重力に逆らって血液を脳に送っている代表的な動物、それはキリンです。キリンは心臓から3mほど上の脳まで血液を送らなければなりません。だから血圧はなんと280〜400に設定されています。400という強い力で血液を送り出さないと脳まで血液を届けられないのです。

キリンの血圧が400だからといって、動物園の獣医さんは「キリンさん、今朝は血圧が高いですね。薬を出しましょう」ということにはなりません。動物園のキリンが高血圧症で降圧剤を飲まされたなどという話は聞いたことがありません。その理由は、キリンにとって400の血圧は病ではないからです。キリンはキリンが生きていくために必要な血圧になっているのです。

ライオンもライオンが生きていくために必要な血圧になっていますし、人間もそうです。生きていくために必要な血圧になるように自然治癒力でコントロールされているのです。人間すなわちホモ・サピエンスという哺乳動物の血圧はもともと高く設定されているのです。生物の進化の過程で勝ち取った生きる力なのです。

高血圧治療に潜んだカラクリ

ここまで本書を読み進めてきてくださった方には、人間にとって最良の血圧は現在ガイドラインで推奨されている降圧目標値より高くてもいいのだとおわかりいただけたと思います。

あなたの今の血圧値は、あなたが生きていくために最良の値です。長い進化の過程を見てもそれは明らかです。

それなのに、なぜ病医院に行くと血圧が高いと言われるのでしょうか。なぜ最適な血圧よりも低く保つように口を酸っぱくして注意されるのでしょうか。不思議に思っているはずです。実はそれにはカラクリがあります。

・正常血圧１３０未満という数字の魔術

現在のあなたの血圧は年齢＋90未満だとします。最適な血圧値を保っているはずなのに、病医院に行くと医師から「血圧が高い」と言われます。それはなぜなのでしょうか。

その答えは、多くの医師にとっての正常血圧が１３０未満となっているからです。

ここで少し考えてみてください。

そもそも血圧が１３０を超えたら正常高値血圧、１４０を超えたら高血圧だと設定し「高血圧は身体に悪い。死にますよ」とあなたを脅かしているのは誰でしょうか。

それは製薬メーカーと製薬メーカーのおこぼれをもらっている御用学者、そして血圧の本質を考えようとしない、あるいは知らない医師たちではないでしょうか。

製薬メーカーは高血圧基準値を160より150に引き下げると高血圧患者が増えるので嬉しいはずです。150より140に、140よりも130にしたほうがさらに高血圧患者が増えて、降圧剤が売れて儲かるので喜びます。

こうして現在の「正常血圧130未満」が出来上がりました。国民を血圧の害から守るために高血圧基準値を下げることを決めたのではありません。そして日本中の医師が考えもなしに130に追随しています。

テレビではいろいろな健康食品メーカーがここぞとばかりにこの130を利用して国民を煽っています。その結果、いつの間にか日本中が正常血圧130未満を保たねばと洗脳されてしまったのです。まさに洗脳です。これが「血圧心配症」の患者を増やしたのです。あなたも洗脳されていませんか。

1960年代には降圧剤を服用する人が300万人ほどでしたが、現在は1500万人ほどにのぼりました。正常血圧130という数字の魔術が悪いのです。こうした裏があるから基準値がおかしいのだと私は言いたいのです。

あなたにとっての正常血圧は130ではありません。年齢＋90だと言いたいのです。

・厳格な測定法で血圧は測られていない

医師や世間が「血圧が130を超えているから高い。怖い」と言っていますが、その高いと言っている血圧はいつ、どのように測定した血圧なのかを考えたことがありますか。

たとえば天気予報で報じられる気温を思い浮かべてみてください。日本各地で気温が測定されていますが、この気温の測定には厳格な測定基準があります。

百葉箱というものを設置して、その中に温度計を置きます。百葉箱の設置場所は地上1・5mと決められていて下は芝生です。照り返しの強いアスファルトの上には設置しません。ほかにも細かい設置基準が定められています。

このように厳格な条件のもとで日本各地の気温は測定され、発表されています。測定基準が厳格に決められているので、埼玉県熊谷の気温、群馬県館林の気温、岐阜県多治見の気温の比較ができるのです。

しかし血圧に関してはこういう基準がないままに、血圧の高い低いが語られています。これが、高血圧患者が量産されるカラクリの2つ目です。

血圧を測定するときの場面を思い浮かべてみてください。

いつ、どんなときに測りましたか？

心配しているとき、階段を上った後、せかせかしているとき、動いた後、病医院の中、手術ですよと聞かされたとき、歯医者さんで治療を受ける前、健診のとき。実にさまざまな場面で血圧が測定されますが、血圧は場面によって変動します。そのときの状況に合わせて、身体は命を守るために最もよい値に血圧を変動させるからです。

健康診断で血圧を測るとき、あなたの心は平常心ですか？　ビクビクしていませんか？　大抵の人は平常心ではなく少々緊張しているでしょう。何をされるのか不安な状況でしょう。また、家から病医院にやってきて動いた後でしょう。身体は健康診断の現場用に血圧を上げているのです。そのときに測った血圧は家でのんびりしているときの血圧より高くなっているのが普通です。

たとえばこんなことがありました。

85歳の元気そのものの男性が激しく鼻出血しました。男性は恐ろしくなり救急車で耳鼻科に行きました。病院で血圧を測ったら168／90でした。そこで医師はなんと言ったと思いますか。

「血圧が高いので鼻血が出たのですね。これからも鼻血が出ると思います。血圧の治療をしましょう。必ず薬は飲んでください」と言って降圧剤を渡しました。鼻血が出たのでビクビクしている患者さんは「わかりました、必ず飲みます」と返事をして、鼻出血以後、毎朝欠かさずに降圧剤を飲む生活がはじまりました。

ですが、鼻血が出たのは血圧が高くなったからではありません。鼻血が出たのでストレスと戦うために一時的に身体が血圧を上げたのです。

ところが、病院でその一時的な現象をとらえられ、一生降圧剤を飲みなさいと医師に言われてしまったのです。患者さんは「鼻血が出るのは高血圧だから」と思い込んでしまっています。

幸いなことに、その男性は2週間後に私の外来にいらしたので、降圧剤の害を説いて薬を止めてもらいました。以後数年経ちますが、鼻出血は一度もありません。

このように、なんでもないときの血圧は低いのに、高くなったその瞬間をとらえて血圧が高いと判じられるのが今の医療です。

いつ、どこで、どういう状態で測った血圧なのかはどうでもいいのです。瞬間でも血圧が高ければ、それで高血圧症というレッテルが貼られ、高血圧症という病気にされてしまうのです。身体はわざわざ血圧を上げて、そのとき命にとって一番よい血圧に設定してくれたのに、「症」という漢字をつけて高血圧症という病にしてしまうのです。

血圧が高いときをとらえて高血圧症と言うならば、血圧を測るときに全員走らせて、後ろからどう猛な犬に追いかけさせたらどうでしょう。「食いつかれるぞ、走れ！」と医師が叫んでいます。みんな血圧が上がります。高血圧症の出来上がりです。今の血圧測定、血圧判定はこういうものなのです。

先ほどの気温の話でたとえるなら、大都会のビルの間の太陽ががんがん照りつけているアスファルトの上で気温を測って、今日の気温は50℃だったと言うのと同じことなのです。おかしいと思いませんか。

つまり、血圧が高い、低いと言いながら、いつ、どこで、どのような状態で測る血圧が基準なのかが定められていないのが現状です。

基準がないのに「血圧が高いですね、薬を出しましょう」と医師は言います。なんとか薬を飲ませようとしているのです。だから科学的な基準を作ろうとしないのです。

もっとも作れないというのが正しいでしょう。誰にでも科学的に当てはまる基準などというものは設定のしようがないのです。

医師はとにかく高い血圧が嫌いで、血圧を下げたほうがいいと思っています。これを評して、医師の「血圧下げたがり病」と言った人がいました。言い得て妙とはこのことですね。座布団一枚です。

あなたは、このような「血圧下げたがり病」にかかっている医師に大切な命を任せてはいけません。カラクリに惑わされてはいけません。あなたの身体の中には循環器科の名医がいて、あなたの命を保つために最善を尽くしてくれているのですから。

本当の血圧は一日の中で最も低いときの血圧

もしあなたが血圧を気にしていて、本当の血圧を知りたいと思ったならば、一日の中で最も低いときの血圧を見つけてください。

寝ているときでもよし、のんびりとテレビを見ているときでもよしです。

とにかく一番低いときの血圧を見つけて、それが自分の血圧値だと思ってください。それがあなたの血圧の基準値です。そのときの血圧が年齢＋90なら安心です。

それより低くても一向に構いません。

・60歳の人：60＋90＝１５０
・70歳の人：70＋90＝１６０
・80歳の人：80＋90＝１７０
・90歳の人：90＋90＝１８０

あなたの身体は、その最も低いときの血圧を基準として、必要なときに必要な分だけ血圧を上げます。この基準にしたがうと、ほとんどの人は高血圧症ではなくなります。薬など飲む必要はなくなります。

血圧は低いほうが心配

医師は血圧が下がるのが心配な職業です。人の血圧は具合が悪くなると下がるからです。死亡時はみんな血圧が０㎜Hgになります。医師はこのことをみなさん十分にわかっているはずなのに、血圧を下げたがります。

・血圧が0になったら死亡、高いのは元気に生きている証

ここで65歳の女性の患者さんのお話をしましょう。

その女性は背中におできができたので皮膚科に行きました。「切開して取りましょう」と言いながら医師が血圧を測ると血圧が160／80でした。すると医師は「血圧が高いので、このままでは切開はできません。血圧を下げてもう一度来院してください」と言ったそうです。

困った女性は私の外来に来ました。普通の人なら「背中のおできを切りましょう」と言われたら心が動揺して血圧は上がります。心配、恐れ、不安、怒りなどの感情の変化によっても血圧は変動するのが普通だからです。ところが、こうしたケースによる血圧の高値も悪いものだと思っている医師がいます。

それに血圧が高いからといって、背中のおできを切開できないわけがありません。血圧が少々上がっていると危険だと医師は思い込んでいるのです。血圧が高いとなぜ危険なのでしょう。切開のときに血圧が下がって上の血圧が60になったほう

がよほど危険です。最悪の場合、死に到る可能性があります。血圧は低いほうが怖いのです。

私も何度も経験しています。レントゲン造影剤という薬品を血管内に入れておこなう検査の最中に患者さんの血圧が突然低下し、急いで救急車を呼んだ経験があります。往診に行ったらいつもより患者さんの血圧が50も低くなっていて驚いたこともあります。肛門から大量に出血していたのです。これも急いで救急車を呼びました。

腹痛の患者さんに痛み止めを注射したら、急に血圧が50になり、救急車を呼んだこともありました。高校の同窓会で隣にいた友人が急に苦しみ出しました。血圧が50です。心筋梗塞を起こしたのです。死に到るおそれがあるのですぐに救急車を呼びました。

このように、血圧は下がるのが心配なのです。血圧が上がっているのは元気だからです。上がっていれば安心なのです。

・降圧剤で血圧を下げるほうが危険

血圧が高いので働いてはいけない、海外出張は中止ですなどと産業医から言われ、困り果てて沢山の人が私のところに相談にやってきます。

彼らは「高血圧と判断されると働かせてもらえないのです。血圧が高いから危険だというのです」と訴えます。

しかし、これは医学的に間違っています。間違ったままの血圧の基準が経営者側で運用されています。従業員の健康を心配しているような振りをしていますが、そうではありません。高いと事故につながる、倒れたら自社の名誉が傷つくと思っているだけなのです。

血圧の高い人を無理矢理働かせているのではありません。働きたい人が働いているだけなのです。自分の意志で働いているのです。倒れようが倒れまいが自己責任です。自己責任だと認識している本人を間違った科学で仕事から外しています。とても問題です。

では血圧が低くてフラフラしていても高血圧よりはよいというのでしょうか。低ければ安全で、心筋梗塞や脳卒中を起こさないのかというと、そんなことはないはずです。

むしろ降圧剤で血圧を下げているほうが危険です。その人が生命を維持するために必要な血圧を無理矢理下げるわけですから、脳の血流は低下してふらつきが現れます。降圧剤を飲んで働くほうがはるかに危険なはずです。

なにも伝染病の人が働いているのではないのです。血圧が普通の人より高いだけなのです。血圧が高い人が働けないということは、背が高い人も声が高い人も働けないというのと同じことになると私は考えます。

どうか経営者や産業医のみなさん、血圧を正しく理解してください。血圧が高いというだけで従業員を差別しないでください。現場から遠ざけないでください。降圧剤を飲ませることを強要しないでください。治療しないなら辞めさせるなどと脅さないでください。

産業医の人にお聞きしたい。もし降圧剤を飲んで副作用で倒れたり、事故が起こったり、がんになったりしたら、責任をとってくれるのですかと。責任がとれないなら降圧剤を飲むことを強要するのは止めてください。

私はしばしば産業医宛に意見書を書きます。「働かせてあげてください。血圧が高いのも低いのも自己責任です。降圧剤を飲むのも飲まないのも自己責任です。服用を強制しないでください。強制するなら脳梗塞やがんになったら責任をとってください」と。

・低血圧は心配なことなのか

「低血圧なのですが心配ないでしょうか」と言う人がおられますが、まったく心配ありません。その理由は繰り返し述べている通りです。つまり、血圧はその人が生きていくために自然治癒力によって適正な値にコントロールされているためです。血圧が高い人がいれば、低い人もいます。誰もが同じ血圧だというわけではありません。

血圧が低い人は低いほうが最良だとあなたの命が判断したから低いのです。人それぞれ顔が違うのと同じです。顔が丸いから寿命が短い、三角だから病気になりやすいということはありませんよね。それと同じです。

血圧が低いことはなんの心配もありません。目も回りませんし、朝に血圧が低いために起きられないということもありません。もし、あなたが朝なかなか起きられないのだとしたら、それはあなたが起きようとしないからです。

血圧に関するよくある質問

Q：冬になると血圧が上がるのですが大丈夫でしょうか。

A：よく聞かれますが、ここまでに述べてきた通り、命は今の自分にとって一番よい値に血圧を設定してくれています。

冬に血圧が上がるのは、身体が冬に備えて冬支度しているということです。アフリカ生まれで寒さの苦手な人間という生物を、血圧を上げることで冬という気候の中でも死なないようにしているのです。命を守る自然治癒力を動員したのです。それが冬に血圧が上がるということです。

つまり、冬に血圧が上がるのは当たり前で正常なことなので、何の心配もいりません。

Q：血圧が一定でなく変動するので心配です。

A：この質問も多いのですが、血圧は一定でないのは当たり前です。あなたの身体は血圧をそのときの状況に合わせて変動させて命を守っているからです。一定だったら死んでしまいます。何の活動もできなくなってしまいます。ここを理解してください。血圧は上がったり下がったりします。つねに変動しているものなのです。

Q：下の血圧（拡張期血圧）が高いけれど大丈夫でしょうか。

A：下の血圧を心配される人は多いですね。結論をずばり述べます。下の血圧が高くても大丈夫です。心配はいりません。

血圧関連の本の中に下の血圧を問題にしている本があるでしょうか。ほとんどないと思います。なぜないのかというと、それは下の血圧が高くても問題ないからです。血圧の話ではつねに上の血圧が問題となり、下の血圧は問題となりません。どうでもいいのです。医師の関心は上の血圧にあり、下の血圧にはなんの関心も示しません。それは下の血圧は医学的にほとんどの場合問題がないからです。どうぞ安心してください。

Q：血圧が高いままだと将来、腎臓や血管などが傷むのではないでしょうか。

A：傷まないとは言いませんが、それほど心配することはないと思います。腎臓や血管が傷む原因は血圧だけにあるのではなく、ほかにも沢山の原因があるためです。血圧はその中のほんの一部です。最大の要因は年齢による加齢変化でしょう。そして、その心配も血管を傷める大きな原因になります。「そんなことはどうでもいい」と考える気持ちが大切だと思います。降圧剤を飲むほうが腎臓に悪いと言う学者もいますよ。

Q：血圧が高いのですが倒れないでしょうか。

A：この「倒れる」を「脳卒中で倒れる」という意味で使っておられる人がほとんどだと思うので、それを前提に回答します。

結論から申し上げると、倒れるか倒れないかは誰にもわかりません。

脳卒中は血管が詰まるタイプと、血管が破れるタイプに大別されますが、次の第3章で述べるように、現在は血管が詰まるタイプのうち脳梗塞の発生が多くなってきています。かつて多く発生していた血管が破れる脳溢血（脳出血）は脳梗塞よりもはるかに少なくなりました。

つまり、脳卒中で倒れるという場合、現在はそのほとんどが脳梗塞を指すと考えられます。脳梗塞の発生は降圧剤と深い関わりがありますが、高血圧とはほとんど関係がありません。

脳溢血（脳出血）については、発生数が本当に少なくなっていますから、脳溢血によって倒れるという心配はほとんどしなくてもいいと思います。

第3章　クスリはリスク

降圧剤の弊害

「血圧心配症」で、これまでずっと降圧剤を飲み続けてきたという人がいるかもしれません。もしあなたがここまで読み進めてきたことで、その薬を飲みたくないと思ったのなら今すぐに止めても構いません。決断するのはあなた自身です。

降圧剤は、あなたの命を守るために適切に保たれている血圧を自然治癒力に逆らって無理矢理に下げてしまいます。そして、あなたの身体に好ましくない影響を及ぼしかねないからです。

その1例が、第2章でご紹介した東海大学の大櫛陽一先生がおこなった降圧治療と脳梗塞の関係について調べた研究の結果でしょう。大櫛先生の研究によると、降圧治療をおこなっていた人たちのグループでは降圧治療をおこなっていない人たちのグループに比べて脳梗塞を発症した人の割合が2倍も多かったことが報告され、高血圧の治療が脳梗塞リスクを高めている可能性を示唆しました。

降圧剤を飲んでいる「のに」脳梗塞になったのではありません。降圧剤を飲む

「から」脳梗塞になるのです。

わかりやすいように水道のホースで考えてみましょう。水道のホースが古くなって中にゴミが詰まっていたら普通の水圧では遠くまで水を飛ばせません。そういうときにあなたならどうしますか？　水道の蛇口を一杯に開けて水の勢いをよくし、遠くに飛ばしますよね。まさか水道の蛇口を閉じて水の圧力を弱くする人はいないでしょう。そうしたら水は遠くに飛びませんし、ホースの中でゴミが詰まってしまいます。

降圧剤を飲むということは、人工的に血液の流れを弱くするということです。脳卒中は血管が詰まるタイプと血管が破れるタイプに大別されますが、脳梗塞は前者の血管が詰まるタイプです。だから、降圧剤で血圧を下げて、血流を弱くすると血の塊が詰まって脳梗塞が発生しやすくなるのです。

今から50年ほど前は脳卒中のうち血管が破れるタイプに属する脳出血が6割以上を占めていました。その頃の日本人は栄養状態が悪く、コレステロール値が低かったので血管がもろくて破れやすかったのです。それに加えて、重労働や肉体労働が多かったという事情も関係するでしょう。

しかし現在は栄養状態がよくなり、コレステロール値も上がったため、私たちの血管は50年前に比べて丈夫で破れにくくなりました。労働環境も変化してきました。肉体労働が減ったので急激な血圧上昇が起こる頻度が低くなりました。

こうした私たちを取り巻く社会の変化に伴って脳出血の発生は少なくなり、代わって脳卒中の中でも血管が詰まるタイプの脳梗塞の時代へと移行してきたのです。

こうして脳出血から脳梗塞が多い時代へと日本人がかかりやすい疾患が変化してきたのに、50年前の脳出血多発時代の医療を引きずっていてどうするのでしょう。だから、逆に脳梗塞が多発しているのだと思います。

脳梗塞という脳の血流が悪くなって詰まった人に対して病医院では降圧剤を出します。必ずと言っていいほど処方します。詰まったのですから血圧を上げる薬を出すならまだしも、血圧を下げる薬を出してどうしようというのでしょうか。でもそれが正しいと思い、ほとんどの医師が脳梗塞後の患者さんに降圧剤を処方しているのです。これでは再発間違いなしでしょう。

そういうわけですから、現在の脳梗塞の半分以上は医師が作っているのではないかとさえ思えます。だから私は、降圧剤を飲まなくてもいい人に薬を飲ませるのは、人工的に脳梗塞を作っているのではないでしょうかなどと、憎まれ口を叩きたくなるのです。

人間は機械ではない

人間は機械ではありません。当たり前です。誰にでもすぐにわかりますよね。しかしこの誰にでもわかっているはずのことが医師にはわからないのです。だから、さも人間が機械であるかのように扱います。

身近にある機械の代表は車でしょう。その車のエンジンを始動するスターターが壊れたら車は発進できません。しかしスターターというモーターを取り替えたら車は動きます。自動車という機械は部品の集合ですから部品が壊れたらそれを交換すればよいのです。

しかし、生物は部品の集合体ではありません。それぞれが数千、数万というほかの「系」と深くしっかり結びついています。

血圧という系もそうです。ほかの数千、数万の系の助けを借りて血圧を維持していいます。血圧はさまざまなほかの系と結ばれることによって、そのときに適した血圧を維持できるのです。

このような複雑な仕組みによって血圧は適正に保たれているのに、ガイドラインで定められた降圧目標と照らし合わせて血圧が高かったからといって薬で無理矢理下げたらどうなるでしょうか。血圧と結びついたほかの数千、数万の系にも影響が及びます。血圧は生物の部品ではないからです。

だから血圧だけを化学薬品で無理にいじると、さまざまな不調が身体のあちこちに起こるのです。たとえば、降圧剤によって血圧を下げると血管が詰まり、脳梗塞が起こります。心臓の血管が詰まれば心筋梗塞です。脳の血流が弱くなれば認知症も起こるかもしれません。認知症までいかなくても、めまいやフラフラ感が出ます。歯茎が腫れる人もいます。咳が続く人もいます。ときにはがんの発生も見られます。

これらの弊害が起こるのは、血圧が身体の部品ではないからです。血圧をはじめ、多種多様な結びつきで命が形成されているからです。一つを人工的にいじると、それまで平衡が保たれていたもののバランスが崩れ、みんな不調に陥ってしまうのです。積み木崩しと同じです。沢山積み上げられている積み木の一つを底からそっと抜くとがらがらと崩れてしまいますよね。それと同じです。

原因があって結果があるので、薬を飲んでも解決できない

血圧やコレステロール値が高くなるといった、あなたの身体に起こるさまざまな変化には、すべて原因があって結果があります。薬を飲んで結果だけを変えようとすることは根本的な解決にはなりません。血圧とコレステロール値を例に挙げて見ていきましょう。

・血圧が上がる原因と結果

血圧が２００になったという患者さんがクリニックにやってきて「先生、血圧が

高いんです。高くなったから頭が痛いんです」と言います。すると医師は一般的に「血圧が高いから頭が痛いのですね。それでは血圧を下げる薬を飲みましょう」と降圧剤を処方します。おかしいと思いませんか。

あなたの身体は、なにもあなたを困らせてやろうと面白がって血圧を上げているわけではありません。血圧を身体が上げていることには上げるだけの理由があります。頭の中に何かが起こったから頭痛がするのです。その何か起こったことにより命がなくなってはいけないから、身体は血圧を上げて命を守ろうとしているのです。

つまり、血圧が上がったから頭が痛いのではなく、頭が痛くなったから血圧が上がったのです。ここがわかっていないので安易に降圧剤が処方されます。

肩こりでも同じです。「先生、血圧が上がって肩が凝ってしょうがないのです」「そうですか、では血圧の薬を出しましょう」という会話が患者さんと医師の間で交わされます。この会話もおかしくはないでしょうか。

血圧が上がったから肩こりがしているのではないのです。肩こりがしているので、その肩こりを治そうとして血圧が上がっているのです。「先生、へとへとに疲れているときに血圧を測ったら２００なんです。血圧の薬をください」「そうですか、血圧が高いんですね。薬を出しましょう」もおかしいでしょう。

血圧が上がったから疲れたのではないのです。疲れたから身体はその疲れをとろうとして血圧を上げて、全身の血液の巡りをよくしているのです。

降圧剤を欲しいと言う前に、よく原因と結果を考えてみてください。あなたの身体が血圧を上げたのは自然治癒力が命を守るためにおこなった結果なのです。何も原因がなく、身体は血圧を上げたりはしません。

つねったら痛いですよね。痛いと血圧は上がりますが、このときに血圧が上がったからといって血圧の薬を飲むでしょうか。つねったから血圧が上がったのです。血圧が上がった原因はつねったからです。痛いから血圧が上がったのです。血圧が上がったから痛いのではけっしてありません。

原因があって結果があるのです。血圧が上がったり下がったりするのは、みんな命を守る自然治癒力がはたらいて起きていることです。ここを医師はまったく理解していません。だから高くなった血圧だけをみて、大変だと騒いで血圧の薬を出すのです。

何度も本書に登場している脳梗塞ですが、脳梗塞で倒れた人の血圧を現場で測ると、高いのが一般的です。医療の現場ではしばしば起こることです。これを見て血圧が高いから脳梗塞になったのだと患者さんも医師も信じていますし、信じて疑おうともしません。

しかしこれが間違いなのです。血圧は無闇に上がりません。原因があって上がるのです。脳梗塞になった人の血圧が倒れたときに高くなるのは、命を守るために身体が自然治癒力によって上げた結果です。

脳梗塞というのは、先ほども申し上げたように血管が血の塊によってふさがった状態です。そのままにしていては脳の血流が止まってしまうので、身体は血圧を上げて血液を流そうとしているのです。だから脳梗塞のときには血圧が高くなるのです。血圧が上がったから脳梗塞が起きたのではなく、脳梗塞が起きたから血圧が上がったのです。

・コレステロール値が高くなる原因と結果

コレステロール値が高くなるのも血圧と同じです。自然治癒力がはたらいた結果です。

世間ではコレステロールが血管に付着するから血管がもろくなると思われています。コレステロールは血管に悪いものだと思われています。そうではありません。コレステロールは第１章でお話しした膝小僧のかさぶた、松ヤニと同じようなものです。コレステロールはもろくなった血管が破れてしまわないように蓋をしてくれているのです。

これを火事と消防車の関係で大変上手に解説した先生がおられたのでご紹介しましょう。街に大火事が起こっています。そこに沢山の消防車が来ました。火事が起こったから消防車が来たことは誰の眼にもわかります。消防車が来たから火事が起こったのではありません。

コレステロールも同じです。血管が傷つきもろくなったので、それを修復しようとしてコレステロールが集まってくるのです。コレステロールがあるから血管が傷つきもろくなったのではないのです。コレステロールはもろくなった血管を修復するために集まっているのです。

ところが世間ではこれが理解できないでいます。いまだにコレステロールが「火事」を起こしているのだと信じて、コレステロールを悪者にしています。自然治癒力、つまり生物の生きようとしている姿がわからないのです。

身体はあなたにとって悪いことは一つもしません。コレステロールが血管に集まるには集まる理由があるのです。血管の破裂を防いでいるのです。脳出血を防いでいるのです。

それなのにコレステロールは悪者に仕立て上げられています。悪者に仕立て上げることで儲かる人たちがいるのです。そうです。コレステロール値を下げる薬を作っている製薬会社と医療界でしょう。誰がコレステロールを悪く言っているのか、自分の考えはどこから入ってきたのかをよく考えてみましょう。

あなたの身体は世界にただ一つのオーダーメイド

あなたが着ている洋服は既製品でも、既製服を着ているあなたの身体は世界にただ一つのオーダーメイドです。白血球の数、赤血球の数、コレステロール値、肝臓の機能、尿酸値、そのほかの身体中のホルモン、数万以上の血液物質の数値など誰一人として同じ人はいません。

あなたの身体は自分の命にとって、最もよい値に見事にコントロールされ、構成されています。まさに名工が作ったオーダーメイドです。

その見事に構成され、コントロールされているものを、ほかの誰かが決めた標準に合わせるために化学薬品で無理にいじってよいものでしょうか。

名工が作ったオーダーメイドの洋服をいじれる人はそうはいないでしょう。あなたの身体だってそうです。本人でもない医師がいじれるわけがありません。

あなたの現在の身体は、あなたの身体に備わった自然治癒力という名工があなたのためだけにオーダーメイドで仕上げてくれた姿です。検査値もそうです。現在のその値こそがあなたにとって最良の値なのです。

医師がなんと言おうと、あなたにとって一番ふさわしい値を他人に合わせる必要などありません。他人は他人です。せっかくあなたの身体に最適の状態にオーダーメイドされているのに、それを薬によって世間一般に合わせようとすることが間違いなのです。

繰り返し何度でも言います。さまざまな検査の数値が高くても低くても、それがあなたにとっての「今が最良」です。

身体が大きい人はその人に最適のコレステロールの値になるし、肝臓の機能になります。身体の大きい人用の服があるように、体内の検査値や機能もその人に合うようにできているのです。それが嫌なら体重を落として標準体重にしましょう。そうするとすべての値は変わってきます。

甘いものを沢山食べる人は、甘いものを沢山食べる人用の血液の値になります。それが命を守るのに最適だからです。血糖値を上げて、膵臓の機能も上げて、血液のpHも変化させるでしょう。そうしないと命を守れないからです。

アルコールを沢山飲む人は、飲む人に最適なように身体は作られます。そのため、身体は肝臓の機能を上げてくれます。そうして命を守っているのです。ただし、身体のほかの部分に負担をかけながら、かなり無理して守っていることをお忘れなく……。

ここまで身体の話をしてきましたが、心でも同じです。

いつも怒っている人には怒っている人用のオーダーメイドがきちんと用意されています。怒りという感情が自律神経を通してさまざまな身体の器官に影響を与えるからです。心配も苦労も同じです。これらの感情がいき過ぎると免疫系に影響を与えて、がんが発生しやすくなるかもしれません。

このような理由から、それぞれみんな検査値や身体の状態は異なります。あなたの身体が世界にたった一つ、あなただけのために作られているからです。

これがわかると自分の身体のすべての値は今の自分が生きるのに一番適した値だということが理解できるはずです。それなのに、最良にコントロールされた値を薬で無理矢理変えてどうするのですか。医師という他人に任せてどうするのですか。

薬を飲むリスク

ここでいう薬とは西洋薬・化学薬品の話ですが、どの薬も危険です。「クスリ」は下から読むと「リスク」となります。

・私たちの身体に化学薬品を解毒する力はない

薬を飲むことがなぜ危険かというと、私たち生物には化学薬品を解毒する力がないからです。

40億年前に生命が誕生してから、つい100年ほど前までは化学薬品が生物の体内に取り入れられたことはありませんでした。もちろん人間も生物ですから人間にもその経験はありません。長い生物の歴史の中で、薬は身体の中に取り込まれたことがない物質なのでそれを処理する能力が備わっていないのです。だから危険なのです。

人間も地球の中の沢山ある生物のうちの一つの生物だととらえる考え方が大切な

のです。化学薬品を体内に取り込んでも大丈夫な身体になるには数万年、百万年、それどころかあと１億年はかかるでしょう。

だから化学薬品の薬は危険なのです。気軽に飲んではいけないのです。

ただし、医師がこうしたことを十分に理解したうえで命を救うために使う化学薬品は別です。心不全で浮腫のひどいときに使う利尿剤はたいしたものです、人の命を救います。細菌感染で使用する抗生物質も人の命を救います。ほかにも人の命を救う薬はいくつもあります。こういう薬だけを適切に使うなら問題はありません。

しかし、日常の風邪をはじめとした急性疾患、生活習慣病と称するようなものに効く薬は一切ないと思うことも大切です。

医学はまだまだ進歩途中で、ほかの科学と比べると非常に遅れた未発達の学問であると知ることが大切です。そして医学の限界を知ることです。医学が何でも治せる、老化にも対応できると思ったら大間違いです。

そして医学は日夜変わっていることも知っていてください。「歯は磨かないほうがいい」という本も出てくる今日この頃です。自分の常識は普遍的な常識ではないことも知るべきです。そのうち、歯垢は取らないほうがよい、歯石は取るなというときがくるかもしれません。小説家の五木寛之氏も自身のエッセイの中で同じようなことを述べています。さすがだなと思います。

身体がおこなっていることはすべて命を守るための行動なのです。まだまだ人智の及ばないところなのです。

・化学薬品は危険

薬には、どの薬にも医師向けの効能書があり、数百の副作用が書かれています。ところが、実はこの効能書に書かれた副作用の何倍もの危険性が潜んでいます。隠蔽、捏造、未報告によって沢山の副作用が隠されていることでしょう。医原病ならぬ「医薬品病」が沢山生まれています。

世界では使われていない、使ってはいけない薬になっているのに日本が使用している薬は沢山あります。認知症、糖尿病、痛風、風邪など枚挙にいとまがないくらい沢山の薬が挙げられます。

そして現在までに、日本だけがその薬害で大きな被害を出したことが何度かあります。血友病の患者さんの命を守るために必要な血液製剤を加熱しないで使ったために多くのエイズが発症しました。１９８０年代に起きた薬害エイズ事件です。世界では加熱製剤を使っていたのに、日本では悪いと知っていながら在庫処理として非加熱製剤を使ったからです。

こうした悲しいことがあったら通常は学ぶはずなのですが、どういうわけか日本の医師、日本の医療行政は何も学ばずに同じことを繰り返しています。

あなたが、あなた自身や家族の健康を守るには、そういう国に住んでいるのだと一人一人が学んでいくしかありません。国が言うから正しい、医師が言うから正しいということはなく、もしかしたら裏があるのかもしれないのだと頭の片隅に入れておくことが大切です。

さまざまな疾患の薬による弊害

医師も、医師ではない一般の人も、どの薬（化学薬品）も効くものだと信じています。もちろん、素晴らしくよく効く薬もあります。命を救う薬もありますが、そうとばかりは言えません。

たとえば一般の人がセルフケアのために使用する薬のほとんどには効能はさほど期待できません。それにもかかわらず薬はよいものだと思って購入し、服用しています。飲んでいるそれを「薬」だと思っています。

もし、その「薬」が苦しい症状を取り除き、さらにその症状を起こす元を治してくれるならば、それを「薬」と呼んでもいいでしょう。しかしそのような薬はほとんどないのです。薬と呼ぶに値しない「薬」が沢山あります。風邪薬がその代表です。

市販薬だけではありません。医師が処方した医薬品も同様です。高脂血症、高尿酸血症、糖尿病などさまざまな生活習慣病の薬、認知症や骨粗しょう症の薬などがありますが、ほとんどの場合は必要ありません。なぜなら、これらの疾患は年をとった変化により生じるからです。

加齢による身体変化は残念ながら現在の医学ではどうすることもできません。白髪一本を元通りに黒くすることだってできません。白髪一本すら黒くできない医学が、脳の細胞を若返らせるわけがありません、骨の細胞を丈夫にできるわけがありません。ここをしっかり認識しないと病医院の餌食にされてしまいます。

骨粗しょう症薬の副作用は骨粗しょう症です。余計に骨がもろくなります。

このように薬を飲むことによって、かえって身体にとってよくない影響が及ぶことがあります。薬は怖いのだという認識を持ってください。そして、医療を科学的にきちんと見つめてください。あなたに正しい知識があれば、たとえ医師から処方されたとしても手を出さずにすむでしょう。

①糖尿病

糖尿病に対する恐怖が日本中に広がっています。なぜかというと、わが国では糖尿病の診断をするときの基準値が低いからです。基準値（正常値）を低くすれば患者さんが増えます。だから糖尿病に対する恐怖が人々に広がってしまうのです。

糖尿病の診断にはＨｂＡ１ｃ（ヘモグロビン・エーワンシー）という指標を用い

ます。HbA1cは血液中で酸素を運ぶ役割をする赤血球の血色素ヘモグロビン（HbA）に、血液中のブドウ糖が結合したものです。赤血球の寿命がおよそ120日なので、HbA1cは過去1～2ヵ月間における血糖の平均値を表す数値とされています。

日本では6・4％以下を正常としています。つい最近までは5・8％でしたが6・4％に改められたという経緯があります。なお、諸外国のほとんどは7・0％までなら問題ないとされています。国によっては7・9％まで正常というところもあるくらいです。

しかし、日本では正常値が6・4％ですから、6・5％の人も6・6％の人も立派な糖尿病になります。ましてや7・0％を超えようものなら医師は慌てふためいて患者さんを脅します。「死にますよ」「目が見えなくなりますよ」と。

2018年3月に医師向けのウェブサイトに米国内科学会の新しい2型糖尿病の診断基準が公表されました。それによると、通常の糖尿病ならばHbA1cは7・0～8・0％でよいとされています。さらに、余命10年以内と推定される患者さんの場合ならHbA1cはいくつでもよいという、医師にとっては衝撃的な基準値が公表されました。世界の糖尿病の診断基準はこのようなものなのです。日本の基準がおかしいのです。日本の医師が不勉強なのです。

糖尿病を心配し、脅かされている人はどうぞ安心してください。糖尿病を「病」にしているから怖がるのです。正確には「糖尿状態」なのです。ほとんどの場合、何も怖がる必要がないのです。怖がらせる人がいて、怖がるあなたがいるだけなのです。こうした事情ですから、ほとんどの場合において薬は必要ありません。

ただし、食事には気をつけてください。

体重を標準体重にしてください。太っているのに糖尿病を心配して薬を飲むなど本当におかしなことだからです。糖尿病のほとんどは体重を落とせば治ります。

あなたの適正体重は「身長（m）×身長（m）×22」で求めることができます。たとえば、身長160cmの人なら、1・6×1・6×22＝56・32kgなります。

もし、この計算式で求めた体重よりも実際に測定した体重が重い場合には体重を落としてください。体重を落とすのは簡単です。食べなければ痩せます。痩せなければ食べ過ぎているのだと判断しましょう。食事はなるべく炭水化物を減らしてください。米、いも、南瓜、パンなどです。甘いものは厳禁です。簡単ですね。

食べないと目が回ると言う人がおられますが、まだ目が回った人は診たことがありません。目が回ってからおいでください。

さあ、これで糖尿病から解放されます。

くれぐれも80歳を過ぎてインスリン注射を打つなどということはやめてください。まったくの私見ですが、80歳を過ぎたら食事の制限もアルコールの制限もいらないのではないでしょうか。制限をしてもしなくても寿命には関係ないような気がします。

この私の考えを裏づける患者さんのことをお話ししましょう。

その患者さんはＨｂＡ１ｃが12〜13％です。しかし高齢なのでインスリン注射を中止し、好きなものを自由に召し上がっていただいています。ＨｂＡ１ｃは13〜14％にも上がりましたが、94歳、95歳と年を重ね長生きしておられます。こうした患者さんを診ていると、糖尿病は「病」ではなく「糖尿の状態」であって、寿命には関係ないものだとつくづく思います。

糖尿病の薬は危険です。薬により低血糖になるのが最も怖いことです。それに、糖尿病の薬は心臓やそのほかの臓器に悪影響を及ぼします。

ＨｂＡ１ｃが６・５％や７％台なら薬に頼らないと覚悟を決めましょう。医師はとにかくＨｂＡ１ｃを下げたがります。下げたほうがよいと思い込んでいます。これを「ＨｂＡ１ｃ下げたがり病」と私は呼んでいます。専門医と称する人たちにこの「ＨｂＡ１ｃ下げたがり病」は蔓延しているようです。こういう病を抱えた医師にはかからないほうがいいでしょう。

②泌尿器系

トイレに行くため夜中に起きるのは辛いものです。誰しもが辛いので、薬がないものだろうかと考えます。そして何かよい薬があるはずだと病医院の門をくぐります。しかし、そんな薬があるはずはないのです。なぜかというと、トイレに起きてしまうのは老化現象だからです。これまでに何度も申し上げましたが、老化や加齢現象に効く薬はないのです。

なぜ夜間の頻尿が加齢現象なのかを説明しましょう。あなたが子供だった頃を思い出していただくといいかもしれません。子供の頃は、夜に疲れてバタンキューと寝たら、12時間でも尿意を感じないまま眠り続けていられましたよね。これは、夜中に尿が作られないように、そのためのホルモンが分泌されていたからなのです。ところが高齢になると夜間の頻尿を抑えるホルモンが出なくなります。そのため夜に何回もトイレに起きるのです。

繰り返し何度でも申し上げます。加齢による身体の変化は現代の医療ではどうしようもないのです。年をとることには誰も勝てないのです。白髪を若かった頃と同じように黒く戻せないのと同じです。ここのところをしっかり頭に入れてください。

③認知症

認知症に効果のある薬はありません。何度も申し上げているので、もうみなさんおわかりですよね。加齢によって生じる白髪の一本も黒くできないのに、脳細胞を若返らせる薬があるはずがないのです。つまり、薬によって認知症の進行を遅らせるなどというのはまったく科学的ではないということです。

2018年8月、フランスでは認知症の薬を医療保険の適用対象から除外しました。理由は効果が認められないからです。賢い国ですね。それに比べて日本はどうでしょう。効きもしない薬に莫大な保険財政が食い荒らされています。日本中から認知症の薬が消えるだけで1000億単位のお金が浮くでしょうに……。

④薬の飲み合わせ

薬を2種類も3種類も一緒に飲むと身体の中で大変なことが起きているだろうことは誰でも推測できると思います。それがいいと思う人はいないはずです。しかし、自分は大丈夫だろうと思って大勢の人が2種類以上の薬を同時に、同日に服用しています。恐ろしいことです。

薬を2種類以上飲むことを多剤併用といいます。一つの袋に入っているから1剤だと思ったら大間違いです。風邪薬のように1袋に5種類も6種類もの化学薬品が含まれていても風邪薬1種類としてカウントされてしまう場合があります。血圧や糖尿病の薬にも1錠の中に2種類の化学薬品が含まれていることもありますから要注意です。

化学薬品が身体に何種類も入り込んだら悪いことが起こるのは当然です。その薬は本当に必要な薬なのか、飲まないと命に関わるのかをよく考えてください。自分の命なのですから、医師が飲みなさいと言ったから飲むのは、なしにしましょう。

医師がそれでも薬を出す理由

患者さんを薬漬けにしようとする医師がいる一方で、薬は悪いと思っている医師も沢山いると思います。しかし薬を出さない医師になるのは勇気がいることなのです。

・過剰医療、過剰診療は医師の防衛反応

風邪を風邪だときちんと診断し「風邪なので薬は出しません。寝て安静にしてください」という一言は、医師にとってとても重く勇気がいる一言です。これが言える医師は素晴らしい人です。たまにですがそういう医師の噂を耳にします。

ではなぜ、薬（化学薬品）は悪い、効果がないと思う医師さえもが薬を処方するのでしょうか。それは、そうしないと患者さんに何かあったときが怖いからです。何かというのは、それが風邪でなくほかの重大な疾患だった場合や、さらにそれが訴訟に発展したときです。

そうならないためには薬を出して、「私はガイドラインに従い、世間の医師の常識通りの診療をし、薬を処方しました」と言えるよう防衛線を張る必要があるのです。だから、薬は効かないし、むしろ毒だときちんと理解している医師でさえ薬を出すし、必要でもない検査をするのです。これらはみんな防衛反応です。医師も自分の身がかわいいのです。その結果、過剰医療、過剰診療がおこなわれているので

す。

・ドクターコールに医師が応じない理由

医師にとって怖いもの、それは患者さんから訴えられることです。現在の日本においては、故意ではない医療行為によるミスも、そうでないミスと区別されることなく、ほかの犯罪と同じように刑事事件にされます。このような日本の社会が悪いのです。

一例を挙げると、出産という大変な医療にはときとして、思いもよらない不測の事態が起こります。この不測の事態をすぐに刑事事件として処理するのが現代の日本です。

２００４年に福島県で帝王切開により産婦が死亡、それが刑事事件に発展しました。心が痛む事故ですが、医師の立場として申し上げると、このようなことがあると怖くてお産の医療はしたくなくなります。この事件以降、産婦人科の医師のなり手が減少し、日本の産婦人科医療は崩壊の危機に陥っています。

諸外国では医療のミスによる傷害や死亡は刑事事件にはなりません。医療が刑事事件になるのは故意におこなわれたときだけです。日本ではそれが故意でなくても刑事事件になりマスコミを賑わす事件として取り扱われます。そのため医師の自己防衛反応が起こり、その結果として過剰診療になるのです。

さらに、こうした社会のあり方は萎縮診療にもつながります。技術のある医師が怖がって、自分に訴訟リスクが生じるような診療行為に及び腰になってしまうのです。これがまた医師不足に拍車をかけます。

救急患者がたらい廻しにされるのも萎縮診療が一つの原因にあるでしょう。医師ですから専門でなくても診ることができる範囲は沢山あります。しかし、医師の良心として診たものが悪いほうに進むと、世間からは専門外のことをしたからそうなったのだと非難されます。そうならないためには、医師は知らない振りをして身を守るしかないのです。

飛行機や鉄道の中で急患が出ても知らない振りをする医師が多いと聞きます。ドクターコールに応じる医師は3割しかいないという調査もありました。

医師ですから看護師や一般人よりは医学知識ははるかに豊富です。たいていの急患にはそれなりの対処ができます。しかし「お医者さんはおられませんか」の呼び出しにはなかなか応じません。これも同じ理由からです。

私自身も、先述した福島県で帝王切開により産婦が死亡し、それが刑事事件に発展した事件が起きて以来、専門外の診療について慎重になりました。

私は内科医ですが、それまでは外科的小手術、耳鼻科の処置、眼科の処置、整形外科の分野においては膝の水を抜いたり注射をしたりするなど、専門外の処置でもおこなっていました。胃の内視鏡も得意で５０００例ほど手がけましたが、福島の事件以来おこなっていません。高価な救急蘇生の機械が施設にないからです。

設備がない状況下で私が専門外の診療をおこない、万が一事故が起これば、福島の事件と同様に不測の事態に対する準備不足を責められ、訴えられ、刑事事件に発展する可能性が高いからです。私も訴えられるのが怖いのです。萎縮診療です。

こういうことが日本中の病医院で起こっているのです。医師たちはみんな萎縮して本来は自分たちで診ることができる患者さんを大病院に紹介します。

薬に関するよくある質問

Q：医師は製薬メーカーからお金をもらっているのですか。

A：「医師は製薬メーカーからお金をもらっているから沢山薬を出すのでしょう」という声をよく聞きますが、一般の医師に関して言えば、けっしてそのようなことはありません。一般の医師というのは、町の開業医や病院の医師たちのことです。

製薬メーカーはなんとか自社の薬を処方してもらおうと涙ぐましい努力をしていますが、現在は現金をはじめ、高価な物品を渡すことはほとんどありません。「今は」です。昔はあったということです。

Q：沢山薬を出すと儲かるのですか。

A：薬を出すと儲かるのでしょうというご意見もよくあります。

儲からないとは言いませんが、それはごくわずかです。

現在、ほとんどの病医院では院内で薬を出さず、院外の保険薬局で薬を出してもらっています。そのために病医院では患者さんに処方箋を発行します。
したがって、病医院には処方箋料が入るだけです。処方箋料は1枚680円です。1枚の処方箋に1種類の薬が書いてあっても10種類の薬が書いてあっても1枚とカウントします。680円しか入りません。ですから沢山薬を出せば儲かるということはありません。

Q：薬を止めたいのですが、どうしたらいいのでしょうか。
A：私の講演や説明を聞いた後に、「薬を止めたいので、今度主治医に聞いてみます」と言う人が沢山いらっしゃいます。しかし、聞いても無駄です。その医師は「血圧下げたがり病」の医師だからです。「止めてもいいですよ」などとはけっして言わないでしょう。医師に聞いてどうするのですか。自分で決めるしかないのです。

Q：薬はいつ止めたらいいのでしょうか。

A：極端な言い方になりますが、すぐに止めてもいいのです。明日から止めてもいいですよというのが答えですが、すぐに止めるのが怖い人は少しずつ止めたらどうでしょう。

３錠飲んでいるなら２錠に。２錠飲んでいるなら１錠に。１錠の人は半分に。そして１日おきに飲みながら３ヵ月、４ヵ月かけて止めるのはいかがでしょうか。

Q：血圧の薬は飲みはじめたら一生飲みなさいと言われましたが本当でしょうか。

A：これもよく聞かれる質問です。あなたに血圧の薬を飲みなさいと言ったのは誰ですか。それは「血圧下げたがり病」の医師ではないでしょうか。

私は何度でも言います。止めてもいいのではないでしょうか。しかし、それはご自分で決めてください。

第４章　薬を飲まずに健康を保つ方法

血圧が高いと言われたら、まず実践したい4つのこと

血圧が高いからといって薬を飲んで無理に下げなくてもいいと、これまでに述べてきました。薬を飲む前に、まずは次の4つのことを試してみてください。

①体重を落とす

もしあなたが太っているならば体重を落としてください。

太っていれば血圧は上がります。重い体重を移動させ、運ぶためには血圧を上げなければならないからです。太ったままで高い血圧を心配しているのがおかしいのです。太っているならば痩せましょう。あなたの身体が背負っている荷物を降ろしましょう。まずはそこからです。

どうしたら痩せられますかと聞かれます。答えは第3章でも述べた通りです。食べなければ体重は落ちます。世間ではいろいろなことが言われていますが、食べなければ痩せます。食べるから太るのです。あなたの体重が落ちないのは食べている

からです。

そこで、まずは標準体重を知りましょう。繰り返しになりますが、標準体重は次の数式より求めることができます。求めた数値よりも実際の体重が重い人はまず痩せましょう。

標準体重＝身長（m）×身長（m）×22

たとえば１６０㎝の人なら、１・６×１・６×22＝56・３２kgです。

１ヵ月間で何kgくらい痩せたらいいですかという質問がよくありますが、何kgでも構いません。10kg落としたければ落としても構いません。１kgでも構いません。ボクシングの選手は２週間で10kg体重を落とすこともあるそうです。それでも力は出ますし、目も回りません。

まずは自分のできる範囲でおこないましょう。とにかく体重を落として標準体重にしましょう。そのためには毎日体重計にのってください。カロリー計算などは必要ありません。

もし1ヵ月経っても1kgも体重が落ちていなかったら食べ過ぎです。思い切って食事をすべて半分にしましょう。そうすれば必ず落ちます。

②睡眠不足を解消する

睡眠不足は血圧を上げます。もし睡眠不足だと思うならしっかり睡眠をとってください。自然に目が覚めるまで寝ることが大事です。夜は11時前には寝ましょう。

③塩の摂り過ぎに注意する

高血圧には塩が悪いと言う学者が沢山います。もしあなたが塩を摂り過ぎている自覚があるなら少し減らしましょう。血圧が下がるかもしれません。

刺身を食べるときはじゃぶじゃぶと醤油の中につけないことです。いくら醤油の海を泳がせてもマグロは生き返りませんよ。ちょっとつけるだけにしましょう。豆腐や納豆を食べるときにも醤油は少しだけにします。少し気をつければいくらでも減塩できます。

④ストレスをストレスと感じないようにする

ストレスは血圧を上げる大きな要因です。しかしストレスをゼロにすることはできません。あなたにできることはストレスをストレスと感じないようにすることです。

何があっても笑い飛ばしましょう。どんなことにでも感謝を口にしましょう。なるようになると心を決めましょう。案ずるより産むが易しと思いましょう。

心が身体に及ぼすさまざまな影響

健康でいるためには、身体だけではなく心もすこやかでいることが不可欠です。そこで、「心が川上で身体が川下」という話をしたいと思います。

心と肉体は自律神経で結ばれています。心は交感神経と副交感神経を通して、肉体に命令や指示を与えています。ですから心を強くしないと肉体は強くなりません。

心は強くなります。だから、自分の心の力次第で命を強くも弱くもできます。「バカは風邪をひかない」のことわざは、まさに心と身体の関係をよく表しています。「なったらどうしよう」という不安が病を呼ぶのです。多少の不調を気にしなければ風邪はひかずにすむのです。これが心身医学です。風邪に限ったことではありません。高血圧、喘息、リウマチ、がんなどあらゆる疾患にあてはまります。

心の科学について、もう少し身近な例を挙げましょう。みなさん、「梅干し」「レモン」を想像すると唾が湧き上がってきませんか。見ても、食べてもいないのに口の中に唾が出てきます。これは心が口中の唾液腺にはたらきかけたから唾が出たのです。

このように心と身体はつながっていてお互いに影響し合っています。本当の健康を手に入れるためには、心も身体も両方とも鍛えることが大切です。

・心の状態は循環器系に反映する

心配すると心臓がドキドキします。心が心臓に動けと命令したのです。ビックリしただけで心臓が止まり死ぬ人もいます。誰かが胸を開けて心臓をぐりぐり捻ったのではありません。心が心停止を起こさせたのです。命さえ奪ったのです。心にはそういうはたらきがあります。

血圧も心で説明できる場合があります。

一人暮らしの60歳女性の患者さんのことをお話ししましょう。

この女性は一人住まいでした。つねづね寂しいと思っていたところに、郷里から甥《おい》がやってきました。大学に受かったから一緒に住まわせてほしいというのです。これはよかったとはじめは思ったのですが、そのうち甥が部屋を片付けないし、夜は遅いなどの出来事が重なり、徐々にストレスが溜まってきました。その頃から血圧が上がりはじめました。

甥との同居がはじまって4年経った5月頃、いつものように女性が診療所にやってきました。血圧を測ってみると、なんと血圧が下がっているではないですか。何があったのかを尋ねたところ「甥が大学を卒業して出ていったんですよ」と言います。これまでストレスのために血圧が上がっていたのが、ストレスから解放された途端に血圧が正常に戻ったのです。

似たような話はいくらでもあります。

59歳の男性の患者さんのお話です。この方は停年退職を間近に控えていましたが、ご自身はもう少しは働きたいと思っていました。会社が雇用を継続してくれるかどうかが心配でたまらないのだと言います。その頃から男性の血圧は少しずつ上昇していきました。

翌年の4月過ぎに来院した際に血圧を測ると、血圧は下がっていました。「どうしました？」と尋ねたら「会社に残ることができたのです」と嬉しそうに話されました。不安によるストレスのせいで血圧が上がっていたのです。

このように何かしらの負担を心に感じていたら、それで血圧は上がります。だからストレスを感じないよう心を鍛えることが大切なのです。

・心の状態は皮膚にも表れる

心の状態は皮膚にも影響を及ぼします。
心配なことが続くと頭髪の毛根への血流が止まり、小さな脱毛が生じます。漆《うるし》にかぶれる体質の人は、漆に触っていなくても漆に触れたと思っただけで、かぶれの症状を出すことがあります。恥ずかしいと感じると顔への血流が多くなるので顔が赤くなります。怒ると顔や額の血管が浮き出てきます。いわゆる青筋を立てて顔を真っ赤にして怒っているという状態です。高齢者は特有の「加齢臭」を出しますが、この臭いの元はノネナールというものです。このノネナールは心がマイナス思考になると分泌がさかんになるそうです。

水虫も心で説明できます。足の裏には水虫の原因になる白癬菌《はくせんきん》というカビが侵入しないように汗のバリア機能があります。ところが、心がマイナス思考になるとこの汗のバリア機能が壊れてしまいます。汗と心は密接な関係があるためです。

心が乱れると額に汗をかきます、背中にも汗をかきます。手にも汗をかきますから、手に汗握るという表現があるくらいです。心と汗もつねに関係しています。

・心と消化器系の関係

不安になると、胃が痛くなったり、下痢になったりする人はいませんか。反対に便秘になる人もいるかもしれません。不安な気持ちが消化器系に不調を起こしているのです。

私も高校生時代、中間試験や期末試験になると決まって下痢になりました。試験が終わるとけろっと治りました。試験をマイナス思考でとらえていたからでしょう。心と消化器系がつながっていて、相互に影響し合っていたため起こった症状です。

・心と呼吸器系の関係

心が乱れると呼吸器系にも影響が出ます。呼吸が荒くなったり、肩で息したり、はあはあと喘《あえ》ぐような呼吸になったりします。一方、心が静かで落ち着いている人の呼吸はとても静かです。息をしているのか、していないのかがわからないほどです。

・心と泌尿器系の関係

緊張するとすぐにトイレに行きたくなる人がいるかもしれません。このいわゆる「あがりしょんべん」は、心が膀胱に影響を及ぼしているために起こるのでしょう。

・心と歯の関係

歯科の領域においても心との関係が話題に上っています。虫歯にも心が関係しているそうです。

心がマイナス思考になると唾液の成分が変わり、虫歯の原因となる菌が活発になって虫歯になるというのです。ストレスで口が渇くという経験をしたことがあるかもしれませんが、この口の渇きが虫歯菌の活動を呼ぶのだといいます。

・心と花粉症の関係

耳鼻科領域の花粉症も心で説明できます。「明日花粉が沢山飛ぶ」というテレビを見せた人が花粉症になりやすく、「あまり飛ばない」というテレビを見せた人は花粉症になりにくいというデータがあります。

１９９５年は日本中に大量の花粉が飛んだ年でしたが、花粉症は激減しました。それはなぜかというと、同じ年の1月17日に阪神・淡路大震災が発生し、3月20日には地下鉄サリン事件が起こり、日本中が一種の集団ストレスとなって、交感神経過敏状態が起こったためではないかと言われています。１９９５年に花粉が沢山飛ぶという予測を聞いた製薬メーカーは花粉症の薬を例年の5～10倍作りましたが、例年の10％も売れなかったそうです。

これは花粉症のタレントが本番中は緊張感のために鼻水が止まるのと同じ状態だとされています。口の悪い医師は緊張感がないから花粉症になるのだと言いますが、頷ける話です。

心の健康を保つ４つの方法

高血圧に限らず、あなたの命を守るために不可欠な「心」の健康を保つにはどうすればいいのでしょうか。方法は４つあります。それぞれみていきましょう。

①笑うこと

笑いが一番です。とにかく笑いましょう。「にもかかわらず」笑うのです。

笑いには即効性があります。免疫を高めてくれます。無料で、副作用はありません。あるのは〝福〟作用だけです。

笑いが少ない人は明日の朝から笑うことを意識してみましょう。目が覚めたらすぐに、にっこりと笑いましょう。今日も目が覚めて、この世を、今日一日を生きることができるのです。嬉しいことではないですか。嬉しいからそのことに感謝してにっこり笑うのです。

江戸時代に詠まれた「目が覚めて今朝も嬉しや今日もまた　この世の人であると

思えば」という歌があります。ぜひ覚えてください。

目が覚めたら次はきっとトイレに行くでしょう。トイレに行っておしっこをしたら、問題なく排泄できたことに感謝して「ニコッ」と笑ってみてください。おしっこが出るのは嬉しいことです。腎臓がしっかりはたらいている証だからです。

同じように散歩に出て雲を見ても「ニコッ」、野の花を見ても「ニコッ」、電車でつり革につかまっていても「ニコッ」です。夜、一日の仕事を終えてお風呂に入っているときにも、一日を無事に過ごせたことに「ニコッ」です。もちろん床に就いたら今日一日を無事に過ごせたことに感謝して「ニコッ」と笑ってから寝ましょう。そうすれば風邪なんてひきません。

いつでも笑いです。笑う門には福来たるです。

②我慢を覚えること

たとえば風邪になったときに生じる咳やくしゃみの症状は嫌なものです。辛いものです。ところが、これらは命を守るための反応だということをこれまでに何度も述べてきました。血圧が高くなるのもそうです。繰り返しになりますが、自然治癒力によって身体が最良の状態になるようにコントロールされているために起こるのです。元気だからこうした反応や症状が出るのです。

ですから、こういう症状を感謝こそすれ、忌み嫌うものではありません。我慢が必要です。数日我慢すれば、その症状のおかげで命を保つことができます。

我慢ができない人が薬に頼って症状を取り除こうとしますが、病医院に行っても根本を解決する医学はありません。単なる「対症療法」だけです。身体に起こる少々の症状は我慢しましょう。

少々膝が痛かろうが、肘が痛かろうが、目が回ろうが、ふらつこうが、耳が塞がろうが、かゆかろうが、だるかろうがみんな我慢です。それでも痛いときは痛み止め、かゆいときにはかゆみ止めの薬がありますが、ほかの症状にいたっては対症療法すらないでしょう。だから対症療法すらない症状の解消法を求めて病医院に行っても無駄なのです。無駄だから我慢なのです。

す。

③攻めの健康思考を持ち、実践すること

現在の健康法や予防法は「〜してはいけません」という守り中心になっています。

「〜してはダメだ」よりも「〜をしよう」に思考を切り替えましょう。

「〜してはダメだ」の最たるものは、手を洗わないとダメだとばかりに病医院などの入り口に設置されたアルコール消毒液ではないでしょうか。入り口に消毒液を置くのは「風邪は怖い」「インフルエンザは怖い」ということを強く印象づけて、人の心をマイナス思考にさせます。それで心が弱くなったらかえって風邪にかかりやすくなってしまうでしょう。

極度の清潔思考もそうです。

身体は多くの種類の細菌によって守られています。皮膚には皮膚を守る細菌、鼻には鼻を守る細菌、眼には眼を守る細菌、肛門には肛門を守る細菌、腸には腸を守る腸内細菌など、身体中に何兆、何千兆という細菌がいて私たちの命は守られてい

るのです。

それを細菌は汚いからと身体から細菌を追い出したら、人間という生物は死んでしまいます。細菌と共存共栄なのです。

守りはダメです。たとえば、転ばないようにすることは歩かないことではありません。これは守りに入っています。転ばないように積極的に足腰を鍛えることが攻めの方法です。積極的な攻めの思考・方法で健康を保ちましょう。

④覚悟すること

「覚悟せよ」。時代小説にはよく出てくる言葉です。この覚悟が健康のために大切なのですが、病医院に来る人たちには覚悟がありません。覚悟がないため、風邪をひくと受診し、血圧が高くなると薬を飲まなくてはと騒ぐのです。

では、何に対して覚悟をすればよいのでしょうか。それはあなたの「命」に対してです。

あなたが覚悟を決めるには、正しい科学的な知識で「命」を理解することが必要です。それはすなわち、人間は徐々に老化し、いずれ死ぬことが運命づけられている生物であるということと、できうる限り死を回避するために自然治癒力が備わった生物だということです。

第1章でも述べた自然治癒力を正しく理解し、「死」を科学的に受け入れることができれば命に対しても覚悟が生まれるはずです。

その点、昔の人は立派です。いつでも命を捨てる覚悟ができていました。潔さがありました。これは男も女もです。大人だけでなく子供にもありました。私たち現代人にはとても真似ができないほどの心の強さを持っていました。

「切り結ぶ太刀の下こそ地獄なれ　身を捨ててこそ浮かぶ瀬もあれ」

プラス思考の元祖にして私の師匠、中村天風《てんぷう》先生がよく引用された古い剣道道歌です。怖いと思っていたら地獄です。怖いと思う気持ちも捨てれば、そこに活路が見いだせるというものです。風邪のことなど考えない。「身を捨ててこそ」覚悟です。

中村天風先生はかつて「死ぬときは死ぬのだ。何をやっても死ぬのだ」と言いました。そうなのです、死ぬときは死ぬのです。何をやっても死にます。

このことを別の言葉でも言われました。

「治るものは治る。治らないものは治らない」

これが真実です。治るものは治るのです。治らないものは治らないのです。薬が治すのではないのです、自分の自然治癒力が治せるかどうかなのです。そして、治らないものは治らず、死ぬのです。

死ぬということをきちんと科学的にとらえないと、何かが起こるたびに「死ぬのではないか」とおびえ右往左往してしまいます。ここはぐっと覚悟を決めて悠々と生きていきましょう。

高齢の患者さんが医師の勧めるままにさまざまな処置を受け入れたため、かえって苦しい残りの人生を送るという状態を沢山見てきました。死ぬ者は死ぬのです。どんなに手を尽くしても死にます。ここの見極めが覚悟ではないでしょうか。

「切り結ぶ太刀の下こそ地獄なれ　身を捨ててこそ浮かぶ瀬もあれ」。もう一度よく考えましょう。

心を鍛え続けてきた私自身の病との向き合い方

薬に頼らず、心を鍛え、自分の身体が持つ自然治癒力を発揮させて健康でいる方法をお伝えしてきました。本書をお読みになっている方の中には「そう言うのは簡単だけど、松本自身はどうなのか」と思っている方がいるかもしれません。そこで、私自身の身に起こった経験をお話ししたいと思います。

私は2016年4月に帯状疱疹、いわゆるヘルペスにかかりました。夜中に左下腹部と左鼠径部が妙に痛くなったのです。寝ていられないくらい痛みました。下腹部にがんでもできたのかもしれないとも思いました。

翌日から車を運転していても、左脚が動くと足先までビクッと響くような激しい痛みがありました。その時点では帯状疱疹とはまったく気づきませんでした。患者さんにこうした状態があれば「もしかしたらヘルペスかもしれませんよ。発疹が出る1週間ほど前から痛むことが多いのです」と言うのに、自分の場合には気がつかなかったのです。

１週間ほどすると左の腰部、下腹部、大腿部前面に帯状にブツブツの疱疹（赤い小さな水ぶくれ）が出てきました。そこで「ああヘルペスだったのか」と気づきました。

私がそのことを医師仲間や看護師に話すと、みんなが口を揃えて「早く治療をしたほうがいい。そうすれば痛みの後遺症が少ない」と勧めてくれましたが、私は一切薬物治療をしませんでした。塗り薬一つ塗りませんでした。

たかがヘルペスではないですか。なにも大騒ぎするような病ではないのです。

これは子供の頃にかかった水疱瘡の変形です。水疱瘡というのはウイルス性の疾患ですから根治させてくれる薬は一切ありません。世間では薬があるかのように言い、飲み薬、注射薬、外用薬が用意されていますが、そんなものは一切効果がないと思っています。仮に効果があるとしても、ヘルペスは水疱瘡の変形で命に関わることは絶対にありません。誰でも安静にしていればそのうちに治る疾患です。

ですから、患者さんにいつも説明している通り、自分に対しても一切薬物治療をおこないませんでした。そうすると教科書通り２週間後には黒い発疹に変わってきて治癒しました。

「治るものは治る、治らないものは治らない」の実践です。

早く薬を使ったからといって痛みが絶対に残らないというものではありません。痛みが残る人はどのような治療をおこなっても残るのです。自分の自然治癒力に任せるほうが安全ではるかに科学的です。だから私は言うのです。命に関わるとき以外は「君子医者に近寄らず」と。

ヘルペスが治癒した2週間後の2016年5月25日に、今度は突然左の耳が聞こえなくなりました。

その日の朝、なんとなく左の耳が変だなという気がしましたが、さほど気にしないまま一日が過ぎました。その晩、いつもの医師仲間の会議に出席しました。会議中に左の耳元で職員が何かを話しているのですが、まったく聞こえません。そのときに初めて、「耳が聞こえない」と気づきました。

すぐに突発性難聴という病名が思い浮かびました。そのために朝から耳の違和感があったのだと納得しました。医師仲間との会議中でしたから、居合わせた医師たちはすぐに病院に行けと言ってくれました。早く行かないと本当に聞こえなくなる。大変なことになると受診を勧められました。同席していた医師のみなさんたちは、普段から突発性難聴の患者さんにはそう言っているのでしょう。実際、医学書にもそう書いてあります。

帰宅して妻に報告すると同じように「早く受診してください」と懇願されました。しかし、私は受診しませんでした。

突発性難聴は難病の一つです。難病というのは原因も不明だし、治療方法もないから難病なのです。受診しても医師にはなす術がないはずなのですが、突発性難聴になると一般的には入院させられ、副腎皮質ホルモン（ステロイド）を投与されます。

原因不明の症状には副腎皮質ホルモンを使用するのが医学界の常識なのです。しかし副腎皮質ホルモンは副作用が山ほどある危険な薬です。副腎皮質ホルモンを使ったからよくなったのか、使わなかったから悪くなったのかは不明なのに、それでも使うのです。

むやみに薬を飲まないよう普段から言っている私は、受診をすれば一般的な流れにしたがって入院し、副腎皮質ホルモンを投与されることがわかっていたので、とても受診する気になれませんでした。

耳は2つあるわけだから、片方が聞こえなくなってもなんとかなるのではないだろうかと思って放置しました。自分の自然治癒力、私の身体の中におられる耳鼻科の名医を信じたのです。

しかし、正直に打ち明けると片方の耳が聞こえない状態はとても不自由でした。聞こえないだけではなく、車の運転中は耳元でジェット機が飛んでいるような騒音を感じるし、音がどっちの方角から聞こえているのか皆目見当がつかないのです。これは異様な感覚でした。

そして2週間ほど経った頃でしょうか。JRの駅のざわざわとした雑音の中から駅員さんの案内の放送らしきものがかすかに、本当にかすかに聞こえるではないですか。嬉しかったですね。

1ヵ月半もしたら、私の耳はほとんど治っていました。私の場合はたまたま治ったのでしょうけれども、早く病院に行っても同じことだったと思います。むしろ、副腎皮質ホルモンなどを身体内に入れたら、よい転帰にはならなかったのではないかと思います。

要するに病を怖がらずにどっしり構えることです。

「治るものは治る、治らないものは治らない」という気を持つことです。

第5章　君子医者に近寄らず

医者にはどんなときに行くべきか

ここまでお読みくださった方は、風邪くらいでは病医院には行かないし、行っても仕方がない、むしろ行ったほうが悪くなるということがおわかりになっているかと思います。

では逆にどのような場合に病医院を受診するべきなのでしょうか。極端な言い方になりますが、それは死にそうなときです。普段とはまったく違う症状で死を感じるときです。

たとえば、心臓の様子がおかしい、脳卒中で倒れたといった場合が挙げられます。痛みがひどい場合、骨折しているとき、大出血しているとき、大やけどしたときなどは受診をすすめます。

少しの痛み、かゆみなどの場合は病医院に行っても医師にはすることがないので、受診しても仕方がありません。軽い症状だが早く行ったから命が助かったといったケースは、ないとは言いませんが珍しいことでしょう。

無医村ほど長生き

もし、自分が街から遠く離れた僻地《へきち》の無医村に暮らしていたらどうかを想像してみてください。

無医村とは読んで字の通り、定住して開業する医師がいない村のことを言います。もし、そういう場所に暮らしていたとしたら、少々痛い、かゆい、虫に刺された、じんましんが出た、鼻水が出たという症状では病医院を受診しないのではないでしょうか。

では、無医村のように少々の不調で病医院にかかれない状況で生活している人たちはみんな早死にしてしまうのかというと、そうではありません。むしろ長生きなのです。

現在、病医院に気軽にかかれる環境にいる人は、自分が無医村に住んでいるつもりになって、少々の不調が起きたときでもぐっと我慢し、覚悟してみましょう。

健康な人を患者に変える健康診断

誰しも一度は健康診断を受けたことがあると思います。毎年受けている人もいるかもしれませんね。

「何か不調が起きていたら困る」というマイナス思考と、正しい医学知識がないことから、不安に駆られて健康診断を受けるのかもしれませんが、健康診断は受けないほうが長生きなのです。

早期発見がいいと日本人は信じていますが、けっしてそんなことはありません。健康診断は寝ている子を起こすのと同じです。寝ている子は寝かせておきましょう。わざわざ起こして健康な人を患者に変えるのが健康診断というものです。

そして患者さんが増えて医療機関が潤い、製薬メーカーも潤います。これが健康診断です。

医師を妄信しない

世間の人たちは、医師は正しいことをしていると思っています。そして自分よりはるかに専門的な知識を豊富に持っていると思い込んでいます。そんなことはないのですよと私は言いたいのです。

ここまで読み進めてきてくださったあなたは、自分で自分の健康を守る方法を手に入れました。

しかし、医師は熱冷ましも出すし、咳止めも出します。予防注射もします。血圧が高いのは悪いと言い、降圧剤を飲むのが正しいと信じています。とても専門的な知識人とは思えません。

医師は総じて非常に保守的です。新しい考え方を嫌います。自分の中にはない新しいものを毛嫌いします。おまけにとても理系ではない考え方をします。科学的な考え方を嫌います。

たしかに患者さんたちから見ると、自分たちが知らない医学的なことを知っていますが、沢山というほど知ってはいません。風邪一つをとってみても、素人に毛が生えたくらいのことは知っていますが、ほかの世界でいう玄人はだしや玄人というほどのことは知りません。だから、降圧剤を出すし、コレステロールを下げる薬や風邪薬を平気で出すのです。

薬についてもほとんど知りません。医師は薬の効能には関心を示しますが副作用、すなわち薬による害にはまったくと言っていいほど関心がないのです。自分が日常的に処方している薬の説明書などほとんど読みません。見てもちらりと見るだけで斜め読みさえしません。まさに一瞥です。医師にとって興味があるのは効くのか効かないのかだけなのです。だから副作用なんか頭から知ろうとしません。

逆に言うと副作用のことを知らないから、これだけ沢山の薬が平気で出されるのでしょう。怖いことを知らないから薬を出せるのです。「怖い物知らず」です。これが日本の医療なのです。

それなのに「先生が言ったから」「先生が出した薬だから」と患者さんは信じて疑いません。医師はあなたの大切な命を預けていいような人たちばかりではないのだということもわかってください。

良い医師、悪い医師、普通の医師

かなり以前ですが、タレントの萩本欽一さんが司会を務める人気のバラエティ番組に「良い子悪い子普通の子」というコーナーがありました。医師の世界も同じです。良い医師、悪い医師、普通の医師で構成されています。

・普通の医師

世の中には沢山の医師がいます。悪い医師ばかりではありません。また良い医師ばかりでもありません。ほとんどが普通の医師でしょう。

普通の医師とはどういう医師かというと、世間一般のどの医師もやっていることを何の疑いもなくおこなっている医師でしょう。

風邪の患者さんが来たら風邪薬や抗生物質を処方します。インフルエンザの患者さんが来たら抗インフルエンザ薬のタミフル（オセルタミビル）を出し、新薬のゾフルーザ（バロキサビルマルボキシル）の発売が開始されるとすぐさま手を出します。予防注射は効くと思っているから患者さんに勧めます。

下痢の患者さんには下痢止め、吐いていれば吐き気止め、血圧が高ければ血圧の薬を出します。コレステロールが高ければコレステロールの薬を、血糖値が高ければ糖尿病だと思ってすぐに薬を出し、少し血糖値が高いだけなのにインスリン注射を平気で勧めます。

認知症の薬は効くと信じています。疑うなどという気はまったく持ち合わせていません。その薬が世界では使われていないなどとは夢にも思いません。だから平気で使います。

普通の医師は、こうして馬に食わせるほどという表現がぴったりなくらい多くの薬を処方します。患者さんに薬を出してあげるのは親切だと信じているのです。

早期発見・早期治療が最善だと思っているから健康診断が好きで、がんであれば手術を勧めるし、躊躇《ちゅうちょ》なく抗がん剤も投与します。こういう医師が普通の医師でしょう。

人はいいのです。優しい心を持っています。人格者と慕われている人もいます。でも普通の医師なのです。

けっして不勉強ではありません。医学をよく勉強しています。知識も豊富です。しかし、その知識は普通の知識です。その普通の知識をそのまま何の疑いもなく取り入れているのです。取り入れているだけで深く考えないのです。考えないから、世間一般におこなわれている医療行為を疑うことなく実施しているのです。これでは患者さんはたまりません。

有名大学の医学部を首席で卒業しても普通の医師は普通の医師です。医師はつねにこれでいいのか、自分の知識は正しいのかを自問自答し、考え続けなくてはなりません。考えないから普通の医師なのです。

・**悪い医師**

悪い医師も世の中には沢山います。残念ですがこれは事実です。

医は仁術ではなく、医は算術だと心得ているのです。だから儲かればいいのです。

インフルエンザワクチンが効かないことは知っていますが、儲かるから打ちます。点滴など必要でないことは十分承知していますが、やれば儲かるのですぐに点滴をしましょうと言います。

血液検査も1項目か2項目実施すれば十分なのに、10項目でも20項目でも調べます。項目数が多いほど儲かるからです。半年に1回血液検査すればいいものを患者さんが来院するたびに血液をとります。

レントゲン写真など撮らなくてもいいことを知っているし、放射線は人体に危険なことも知っていますが、平気でレントゲンを撮るよう指示します。

3ヵ月か4ヵ月に1回診察すれば十分なのに、平気で2週間後、1ヵ月後に来院するように言って再診料を稼ごうとします。

要するに、どれが科学的根拠のある医療なのかを知っているのに算術が先にはたらいてしまう医師です。

ところが、このような病医院が患者さんで賑わっているのです。患者さんは、薬を多くもらえば嬉しいし、検査を沢山してくれれば嬉しいし、レントゲンを撮られて放射線を浴びてもレントゲンを撮っていただきましたと喜んでいるのです。悪い医師を育てているのは患者さんなのです。

何度も申し上げてきましたが、医師の「下げたがり病」が流行っています。これは自分の考えだけが正しいとし、それを患者さんに押しつける医師です。血圧は下げたほうがいい。ＨｂＡ１ｃは下げたほうがいい。コレステロールも下げたほうがいいなどの考えを押しつける医師です。

がんの治療には手術をするのが当たり前で、抗がん剤を使用するのも、放射線治療をおこなうのも当たり前ととらえており、それを強要する医師です。

「がんを放置するなどとんでもない。そんな奴は来るな」という医師の言葉に傷つき、泣きながら私の外来に来た患者さんが何人もいます。医師の考えの押し付けにあってがんの手術をしたばかりに、抗がん剤による薬物治療を受けようとしたばかりに、苦しんで苦しんで、しかもあっという間に亡くなった人を沢山診てきました。

そのたびに思います。本当に医師が悪いと……。

血圧も同じです。本当に医師が悪いのです。「下げたがり病」の医師が一番悪いのです。

・良い医師

良い医師は人間も生物の一種だときちんととらえています。

そして良い医師は考えます。その医療行為は人間という生物にとって正しいのだろうか、と。まず真っ先にこのことを考えます。そして、最終的にその治療はその患者さんにとって最適な科学的な治療なのかということをつねに考えます。

このように考えるから風邪薬も血圧の薬もみんないらないと気づき、処方しません。検査も最低限の項目で、最低限の回数でおこなうように努力します。不必要なレントゲン検査もしません。

人間という生物をよく心得ていますから、人間という生物の加齢現象のこともきちんとわかっています。不可逆的な変化を起こしている高齢者に若者と同じような薬は投与しませんし、検査もしません。

このように高齢者には高齢者に合った医療があることを十分にわかっているのが良い医師の条件でしょう。患者さんの気持ちも大切にしますが、患者さんにとって悪いことはきちんと説明して、納得してくれるように努力します。

心と身体の関係を熟知した医療をおこないます。薬を出す前に心が疾病に関与していないかどうかや、運動、食事といったほかの生活の改善ができないかを優先します。

薬による治療は最後の手段だと考え、儲かるからとか、ほかの医師もおこなっているからといったことを基準にしません。

そして、落ち込んでいる患者さんを励まします。顔色が少々青くても「グリーンピースは青いほうがいいよ」と言い、足がむくんでいるなら「大根だってみずみずしくていいよ」と励まします。けっしてマイナスの言葉を患者さんに向けることはありません。プラス思考で明るく朗らかに接します。

患者さんに何かを尋ねられたら、ていねいに説明します。けっして怒鳴ったり、不愉快な顔をしたりしません。もちろん医学知識も豊富です。手術も手技も驚くほど上手です。

おわりに

血圧のことをおわかりいただけましたでしょうか。

本書を読む前までにあなたがお持ちだった医療に対する考え方、血圧に対する考え方は、過去にあなたの脳に入ってきて形作られました。

こうした考え方がなぜ、いつ、どのようにしてあなたの中に浸透してきたのかをもう一度考えてみませんか。考えてみたらわかるはずです。そう考えさせるほうが得な人たちの意図によってあなたはそう考えさせられていたのです。自分の意思だけがはたらいたのではなく、大きな力が意図的にはたらいた結果、あなたはそう考えるようになったのです。

こうした思考が危険だということは、２０１１年の３月に福島で起きた原子力発電所の事故で日本中の人が学んだはずです。

原発は安全だと日本の国民はすっかり国から洗脳されていたことを東日本大震災で学んだはずです。

「危険だ。止めたほうがいい」と言う科学者の意見を葬りながら安全神話を広めた結果が、あの原発事故でした。安全を説いた学者が学界の主流を占めてきたのに対して、危険を説いていた学者は大学からも学会からも追放されました。

しかし、安全を主張した学者たちが間違っていたことは日本中が学んだはずです。危険を叫んだ学者が正しかったことを日本中が学んだはずです。

医療も同じなのです。

「その薬は危険だ。止めたほうがいい」と言う学者は葬られ、「安全だ。飲まなければダメだ」と言う学者だけが製薬メーカーから大事にされてきました。

そうして患者さんも医師も危険な化学薬品を何の疑問も持たずに体内に入れています。人間も生物なんだという至極当たり前の常識が患者さんにも医師にも共有されていないのが問題なのです。

そこで、こうしたことをわかりやすく説きたいと考えました。これまでにも私は沢山の本を書いてきましたが、こういう点に焦点をきちんと当てていなかったことに気づき、改めて本書に記しました。

血圧を心配せずにすみ、病医院に行かなければどれだけあなたは節約できるでしょう。降圧剤の最大の副作用は懐が痛むことです。医療で浮いたお金で美味しいものを食べて、旅行にでも行ったらいかがでしょうか。高血圧の治療で医療機関を定期的に受診していると、年間に少なくとも3万〜4万円はかかると思います。とてももったいない話です。

本書で述べた私の考えの基礎は中村天風という方の教えにあります。症状のとらえ方、薬のとらえ方、人間も生物なんだという考え方を私に授けてくださいました。

本書に記した考えの元になった教えを説いた中村天風についてお知りになりたい方がいたら、書店で沢山の天風の著書が手に入るのでお読みください。私もまた天風について本を書いております。『中村天風の教え　君子医者に近寄らず：9割の人は病院に行かなくてもいい』（あっぷる出版）、『中村天風を学ぶ：三人の弟子が語る「泰然自若」の生き方』（ザブック）です。

参考文献

大櫛陽一ら 脳卒中発症と高血圧および高血圧治療の関係に関する疫学的分析 29（6）：777-781, 2007

上島弘嗣 日本循環器病予防学会誌 31（3）：231-237, 1997

日本高血圧学会「高血圧治療ガイドライン２０１４電子版」

日本高血圧学会『高血圧治療ガイドライン２０１９』（ライフサイエンス出版）

Amir Qaseem et al. *Ann Intern Med.* 168（8）：569-576, 2018

松本光正

1943年、大阪生まれ。北海道大学医学部卒業後、医療生協さいたま浦和民主診療所勤務。同診療所所長を経て、1995年おおみや診療所所長に就任。2014年よりサン松本クリニック院長として、現在はおもに高齢者の診療にあたる。高校２年生の時に中村天風の最晩年の弟子として指導を受けた経験を持つ。

著書に『高血圧はほっとくのが一番』(講談社＋α新書)ほかがある。

講談社＋α《プラスアルファ》新書 **651-2 B**

やっぱり高血圧《こうけつあつ》はほっとくのが一番《いちばん》

松本光正《まつもとみつまさ》 ©Mitsumasa Matsumoto 2019

2019年5月20日第1刷発行
2021年6月23日第3刷発行

発行者——— **鈴木章一**
発行所——— **株式会社 講談社**
東京都文京区音羽2-12-21 〒112-8001
電話 編集(03)5395-3522
販売(03)5395-4415
業務(03)5395-3615

編集協力——— **高垣 育**
デザイン——— **鈴木成一デザイン室**
カバー印刷——— **共同印刷株式会社**
印刷——— **豊国印刷株式会社**
製本——— **牧製本印刷株式会社**
本文データ制作——— **講談社デジタル製作**

KODANSHA

定価はカバーに表示してあります。

落丁本・乱丁本は購入書店名を明記のうえ、小社業務あてにお送りください。

送料は小社負担にてお取り替えします。

なお、この本の内容についてのお問い合わせは第一事業局企画部「＋α新書」あてにお願いいたします。


ISBN978-4-06-515650-6

講談社＋α新書

古き佳きエジンバラから新しい日本が見える
ハーディ智砂子
遥か遠いスコットランドから本当の日本が見える。ファンドマネジャーとして日本企業の強さも実感
860円 808-1 C

戦国武将に学ぶ「必勝マネー術」
橋場日月
生死を賭した戦国武将たちの人間くさくて、ユニークで残酷なカネの稼ぎ方、使い方！
880円 809-1 C

さらば銀行 「第3の金融」が変えるお金の未来
杉山智行
僕たちの小さな「お金」が世界中のソーシャルな課題を解決し、資産運用にもなる凄い方法！
860円 810-1 C

定年破産絶対回避マニュアル
加谷珪一
人生100年時代を楽しむには？ ちょっとのお金と、制度を正しく知れば、不安がなくなる！
860円 813-1 C

「平成日本サッカー」熱狂と歓喜はこうして生まれた秘史
小倉純二
Jリーグ発足、W杯日韓共催――その舞台裏にもまた「負けられない戦い」に挑んだ男達がいた
920円 817-1 C

表示価格はすべて本体価格（税別）です。本体価格は変更することがあります